Syed yasir Qadiri
Malik Mahmud Iqbal Hussain

Adesivos em dentisteria operatória

Syed yasir Qadiri
Malik Mahmud Iqbal Hussain

Adesivos em dentisteria operatória

Agentes de ligação

ScienciaScripts

Imprint
Any brand names and product names mentioned in this book are subject to trademark, brand or patent protection and are trademarks or registered trademarks of their respective holders. The use of brand names, product names, common names, trade names, product descriptions etc. even without a particular marking in this work is in no way to be construed to mean that such names may be regarded as unrestricted in respect of trademark and brand protection legislation and could thus be used by anyone.

Cover image: www.ingimage.com

This book is a translation from the original published under ISBN 978-620-8-41592-1.

Publisher:
Sciencia Scripts
is a trademark of
Dodo Books Indian Ocean Ltd. and OmniScriptum S.R.L publishing group

120 High Road, East Finchley, London, N2 9ED, United Kingdom
Str. Armeneasca 28/1, office 1, Chisinau MD-2012, Republic of Moldova, Europe
Managing Directors: Ieva Konstantinova, Victoria Ursu
info@omniscriptum.com

Printed at: see last page
ISBN: 978-620-8-63674-6

Agradecimentos

Em primeiro lugar, um agradecimento infinito **a ALLAH e ao PROFETA MOHAMMAD (SAW)** por me terem permitido prosseguir o meu doutoramento e concluir esta tese.

Esta tese, como qualquer outra, não poderia ter sido concluída sem a ajuda e a corroboração de diferentes pessoas.

Em primeiro lugar e acima de tudo, gostaria de agradecer ao meu supervisor e orientador, **Prof. (Dr.) Sunil Malhan**, pelo seu grande trabalho de aconselhamento ao longo destes três anos do meu trabalho de investigação e por estar sempre preparado para discutir o meu trabalho e responder sempre aos meus telefonemas e mensagens de WhatsApp. E, apesar de tudo, pelo seu encorajamento. Para além de ser um grande dentista, é um grande ser humano.

Em segundo lugar, gostaria de agradecer ao **Prof. Dr. Pradeep Mahajan,** chefe do departamento de dentisteria conservadora, do Genesis Institute of Dental Science & Research, por me ter permitido trabalhar para o meu trabalho de investigação e utilizar todos os instrumentos e equipamento necessários para o trabalho operatório a realizar para a minha investigação.

Gostaria de agradecer ao **Dr. Shimayil Wani e** ao **Sr. Azhar Mirza**, que me ajudaram sempre que precisei do seu apoio.

O meu doutoramento e o meu trabalho de investigação não foram possíveis sem o apoio da pessoa mais querida da minha vida, a minha mulher, **a Dra. Humaira Shah**, que esteve sempre presente para me apoiar sempre que tive problemas ou qualquer apoio moral. Gostaria também de agradecer aos meus filhos**, Ahmad Yasir e Ammar Yasir**, que sempre me encorajaram a prosseguir o doutoramento.

Ao mesmo tempo, estou muito grato ao **Sr. Mohammad Aheed**, que esteve presente para qualquer apoio informático, o que foi essencial para mim.

Gostaria de agradecer ao **Dr. Rizwan Qureshi**, que sempre me ajudou durante o meu trabalho de investigação.

Agradeço amigavelmente à minha mãe, **a Dra. Haseena Qadri**, que trabalhou arduamente na sua vida para fazer de mim o que sou hoje.

Além disso, estou feliz por estar a realizar os sonhos do meu falecido pai, **Mohammad Yasin**, que sempre quis que eu fizesse o meu doutoramento.

Por fim, estou mais uma vez grato a Alá que me deu força e coragem para prosseguir esta investigação.

Dr. Syed Yasir Qadiri
Bolseiro de investigação

Índice

LISTA DE ABREVIATURAS

ARI. Adhesive Remnant Index

DEJ Dentino-Enamel Junction

Fe-SEM Field emission scanning electron microscope

Mpa- Mean Flexural Strength

PK A measure of the strength of an acid on logarithmic scale

PQ 1 Syringe-delivered, single-component, light-cured resin

RBC. Resin Bonded Composite1

TEM. Transmission Electron Microscopy

Introdução

No campo em constante evolução da dentisteria de restauração, a procura de agentes de ligação óptimos para melhorar a adesão ao esmalte e atenuar a microinfiltração continua a ser uma tarefa crítica. O processo de adesão na medicina dentária de restauração contemporânea desempenha um papel fundamental na obtenção de resultados duradouros e esteticamente agradáveis. Uma vez que os médicos dentistas se esforçam por obter resultados superiores, uma compreensão aprofundada das disparidades de desempenho entre as diferentes gerações de agentes de união assume uma importância primordial. Tem-se registado uma proliferação extraordinária na utilização de restaurações de compósito colado, resultando num triunfo profundo. Para satisfazer as exigências estéticas cada vez maiores dos pacientes dentários modernos, foram orquestrados progressos notáveis em materiais e técnicas, facilitando a reprodução meticulosa da dentição natural através de restaurações estéticas diretas e indirectas. Indispensável a estas metodologias estéticas é uma fase de ligação primordial, garantindo uma durabilidade e fiabilidade inabaláveis. Assim, a quintessência de um sistema de colagem exemplar deve englobar os seguintes atributos essenciais:

- Biocompatibilidade
- Adesão indiscriminada ao esmalte e à dentina
- Resistência suficiente para suportar as forças exercidas durante a

mastigação

- Propriedades mecânicas muito semelhantes às das estruturas dentárias
- Resistência à degradação no ambiente oral
- Propriedades compensatórias para contrariar a contração do compósito de polimerização
- Simplicidade na aplicação clínica para o profissional.

A génese dos princípios da dentisteria adesiva remonta ao ano de 1955, quando Buonocore postulou a aplicação de ácidos como um tratamento de superfície que precede a aplicação de resina, inspirando-se nas técnicas de colagem industrial. [1] Posteriormente, descobriu que a utilização de ácido fosfórico para o condicionamento do esmalte aumentava a longevidade do adesivo, mesmo na presença de humidade.[2] O ponto crucial da adesão ou ligação do substrato dentário reside num processo de troca, através do qual a resina sintética desloca os constituintes inorgânicos da estrutura dentária.[3] Embora a obtenção de uma ligação eficaz com o esmalte se tenha revelado viável, a dentina apresentava um obstáculo formidável devido à sua natureza heterogénea e ao conteúdo de humidade generalizado. A existência de smear layer e smear plugs colocou desafios significativos, impedindo o contacto direto entre o agente de ligação à dentina e a superfície do dente.

Ao longo de sucessivas gerações, os sistemas de adesão em medicina dentária sofreram avanços impressionantes, ultrapassando os desafios iniciais. Atualmente, dispomos de sistemas de colagem altamente eficazes que oferecem uma adesão consistente e duradoura tanto ao esmalte como à dentina, sendo também fáceis de utilizar. O advento da colagem do esmalte constitui um marco importante no domínio da medicina dentária ao longo dos séculos XX e XXI, constituindo um pilar fundamental para uma multiplicidade de procedimentos restauradores altamente eficazes. Entre estes procedimentos destacam-se a amálgama de facetas cerâmicas sobre o esmalte gravado, o encerramento de diastemas através de compósitos à base de resina, a aplicação meticulosa de selantes, a extensão de restaurações de classe V sobre superfícies de esmalte habilmente biseladas e a facilitação da colocação de brackets ortodônticos. Este avanço tecnológico impulsionou a prática dentária para uma nova era de tratamentos refinados e melhores resultados para os pacientes.

Historicamente, os sistemas adesivos necessitavam obrigatoriamente da utilização de um agente de condicionamento ácido em preparação para os passos subsequentes de preparação e colagem. Apesar dos louváveis resultados clínicos e laboratoriais obtidos com estes intrincados sistemas de três passos, persiste um ímpeto inabalável para simplificar o processo adesivo. Atualmente, predominam dois paradigmas de simplificação: os sistemas de condicionamento total, em que são utilizados componentes discretos de condicionador, primário e adesivo; e os sistemas autocondicionantes, que reúnem as funções de condicionamento e primário num único recipiente, utilizando um agente adesivo separado ou mesmo fundindo todos os três passos numa solução coesa e unificada e aplicação. Embora as avaliações laboratoriais convencionais da força de adesão muitas vezes não consigam elucidar disparidades estatisticamente dignas de nota entre os sistemas de um frasco e os sistemas de colagem com primário autocondicionante, os testes de fuga realizados em condições laboratoriais e clínicas comprovaram a eficácia superior do selamento conseguido nas margens do esmalte através da abordagem tradicional do condicionamento ácido. Este facto sublinha o valor duradouro e a eficácia da técnica de condicionamento ácido testada pelo tempo nas práticas contemporâneas de colagem dentária.[5]

Em épocas recentes, surgiu um advento discernível de sistemas de adesão de sexta e sétima geração, caracterizados por atributos únicos que facilitam o estabelecimento de uma união resiliente tanto com o esmalte como com a dentina, empregando uma solução singular. Lamentavelmente, as avaliações preliminares destes sistemas inovadores revelaram um desempenho satisfatório na adesão à dentina condicionada; no entanto, a sua eficácia na adesão ao esmalte revelou-se inferior. Esta incongruência pode ser atribuída à sua potencial constituição, que engloba uma solução ácida instável que necessita de um reabastecimento incessante, associada a um valor de pK inadequado para conseguir um condicionamento completo do esmalte. Estas limitações, lamentavelmente, geraram apreensões acrescidas relativamente à sensibilidade da técnica, à variabilidade do substrato e à tenuidade das ligações ao esmalte, apesar das nobres aspirações de refinar os produtos de ligação.[5]

Tendo em conta os avanços proeminentes testemunhados, esta investigação académica assume um papel indispensável como constituinte de uma dissertação abrangente, esforçando-se diligentemente por escrutinar, de uma forma intrincada, a eficácia do sistema de união contemporâneo e simplificado de sétima geração, coloquialmente conhecido como i-Bond. Em particular, esta análise abrangente estende-se à avaliação comparativa do i-Bond em relação ao bem estabelecido sistema de ligação de quinta geração, normalmente referido como Single Bond, quando utilizado em superfícies de esmalte inalteradas e preparadas.

Revisão da literatura

Michael Buonocore, amplamente considerado como um pioneiro no domínio da medicina dentária adesiva, revelou um avanço seminal no ano de 1955 através da elucidação da técnica de ataque ácido na sua distinta publicação intitulada "Um método simples para aumentar a adesão de materiais de preenchimento acrílico às superfícies de esmalte". Esta técnica pioneira implicava a utilização de uma concentração extremamente potente de 85% de ácido fosfórico para efeitos de tratamento do esmalte.[1]

No âmbito de um inquérito exaustivo sobre a viabilidade da adesão de resina ao esmalte, foi feita uma revelação notável. A investigação demonstrou efetivamente que o material de resina acrílica adesiva estabeleceu triunfantemente uma ligação coesiva com a superfície da dentina de dentes meticulosamente extraídos, em que a força adesiva exibiu um potencial aumento de duas vezes após a implementação do condicionamento ácido dentinário. A resina utilizada era um monómero de dimetacrilato imbuído de grupos fosfatos interligados, e a génese do processo de ligação dependia de uma amálgama química entre um dos constituintes do sistema adesivo e a matéria orgânica inerente à dentina.[2] Os avanços subsequentes verificados no domínio dos agentes de ligação, juntamente com as caraterísticas e a força de ligação, foram exaustivamente categorizados e meticulosamente apresentados na tabulação que se segue.[6]

Quadro 1: Caraterísticas das diferentes gerações de agentes de ligação[6]

Bonding Generation	Characteristics	Bond Strength to Dentin (MPa)	Examples
First-Generation	➢ Development of surface-active comonomer NPG-GMA ➢ Theoretical potential for chelation with calcium on tooth surface to create water-resistant chemical bonds of resins to dentinal calcium	2 to 3 MPa	Cervident (SS white), Cosmic bond
Second-Generation	➢ Introduction of phosphate ester dentin bonding agents with phenyl P and HEMA in ethanol ➢ Mechanism of action based on polar interaction between negatively charged phosphate groups in resin and positively charged Ca++ in smear layer	5 to 6 MPa	ScotchBond (3M dental), Clearfil bond system
Third-Generation	➢ Designed to modify the smear layer rather than removing it entirely ➢ Introduced acid-etching to alter or remove smear layer and demineralize dentin ➢ Separate primer (bifunctional monomer in volatile solvent) to penetrate dentin by its own monomer and adhesive monomers	3 to 8 MPa	ScotchBond 2, Tenure, Universal bond 2, Coltene ART
Fourth-Generation	➢ Primer and bonding resin penetrate intertubular dentin, forming a resin-dentin inter-diffusion zone or hybrid layer ➢ Capable of bonding as strongly to dentin as to enamel (total etch) ➢ Ability to bond to moist dentin (wet bonding) ➢ Multiple substrate bonding to metal, amalgam, porcelain, and indirect composite	13 to 30 MPa	All-Bond 2, OptiBond FL, ScotchBond multipurpose
Fifth-Generation	➢ "One-step" or "one-bottle" system, applied in two steps in one bottle ➢ Lacks components for multisubstrate bonding ➢ Requires multiple coats	3 to 25 MPa	Prime and Bond, Single Bond, OptiBond Solo, OptiBond Solo Plus

Sixth-Generation	➢ Introduced in late 1990s to early 2000s ➢ Dissolves smear layer when applied and does not require rinsing ➢ Minimizes postoperative sensitivity by not exposing dentinal tubules ➢ Bond strength to enamel and superficial dentin typically greater than deep dentin	Varies	Type I: Self-etching primer and adhesive, compatible with self-cured composite, e.g., Clearfil SE bond, adhese Prompt LPOP
Seventh-Generation	➢ Introduced in late 2002 ➢ Self-etching adhesive ➢ Requires no mixing ➢ Not compatible with self-cured composite cores or resin cements	Equal to sixth-gen systems	iBond

Foi efectuada uma investigação abrangente e complexa para aprofundar a intrincada correlação entre os padrões de corrosão formados na superfície do esmalte utilizando ácido fosfórico e a força de ligação resultante. Os investigadores examinaram minuciosamente as potenciais diferenças nos tipos de corrosão entre os dentes superiores e inferiores e, apesar de não terem sido observadas discrepâncias notáveis entre as duas regiões, foram identificadas variações significativas entre dentes específicos, tanto na arcada dentária superior como na inferior. Em particular, os incisivos inferiores exibiram a maior proporção de padrões de corrosão do Tipo A. No entanto, os resultados revelaram que o padrão de ataque ácido ótimo cobria apenas uma pequena porção, constituindo menos de 5%, do esmalte da superfície vestibular em todos os casos examinados. A maioria da superfície de esmalte gravada foi dominada por padrões de gravação do Tipo C. Através do seu estudo meticuloso, os investigadores concluíram que a presença de um padrão de condicionamento exemplar não desempenha um papel fundamental na criação de uma ligação duradoura. Essencialmente, as complexidades dos padrões de condicionamento não emergiram como o único determinante da estabilidade e fiabilidade a longo prazo da ligação .[7]

Foi efectuada uma investigação para avaliar a resistência da ligação entre a resina fotopolimerizável e o esmalte, tratados com condicionadores de ácido fosfórico de concentrações variáveis. O estudo teve como objetivo explorar alternativas mais suaves à concentração de ácido fosfórico a 10% normalmente utilizada. A profundidade de penetração da resina e a sua correlação com a resistência de união à tração foram cuidadosamente examinadas. Surpreendentemente, o comprimento das marcas geradas pela resina fotopolimerizada testada no esmalte gravado com ácido fosfórico teve um impacto mínimo na resistência de união dos espécimes. Em vez disso, a força adesiva da resina ao esmalte gravado com ácido fosfórico resultou principalmente da sua capacidade de penetrar nos cristalitos e barras de esmalte. O estudo concluiu que os condicionadores de ácido fosfórico com concentrações inferiores a 10% podem ser utilizados adequadamente, o que pode ajudar a mitigar potenciais efeitos adversos nos substratos de esmalte.[8]

Outro estudo teve como objetivo determinar a adequação de vários tratamentos de superfície, incluindo a sono-abrasão diamantada, a abrasão a ar e a irradiação laser Er:YAG, para criar superfícies de esmalte/dentina propícias à colagem, em comparação com as metodologias convencionais que envolvem brocas de diamante de grão médio e superfícies preparadas com papel SiC de grão 600 (que serviram de controlo). Foram utilizados dois tipos de adesivos, um adesivo "etch and rinse" (5ª geração), aplicado com e sem condicionamento ácido prévio, e um adesivo auto-condicionante, para unir materiais compósitos de restauração às superfícies de esmalte e dentina preparadas de forma diferente. Os seus resultados revelaram que as técnicas preparatórias utilizadas nas superfícies de esmalte e dentina afectaram significativamente a eficácia da colagem dos adesivos 'etch and rinse' e self-etch. Concluiu-se que, ao utilizar o adesivo "etch and rinse", o condicionamento ácido separado das superfícies de esmalte e dentina irradiadas com ar e com laser de Er: YAG continua a ser essencial. A adesão a superfícies de esmalte e dentina diamantadas e sono-abrasadas não mostrou, em geral, distinções discerníveis em comparação com as superfícies preparadas convencionalmente com brocas de diamante. No entanto, a adesão a superfícies de esmalte e dentina irradiadas com laser Er: YAG resultou numa eficácia de adesão visivelmente inferior quando comparada com superfícies preparadas com broca de diamante.[9]

Uma investigação abrangente e rigorosa foi realizada para avaliar a resistência de união à microtração de sistemas adesivos de frasco único, utilizando etanol/água e acetona como solventes, quando aplicados em esmalte e dentina, considerando a presença ou ausência dos respectivos solventes. Vale ressaltar que não foram observadas disparidades estatisticamente significativas na média de resistência de união entre os grupos restaurados com ou sem solventes, no caso do esmalte. No entanto, a exclusão de solventes nos sistemas adesivos teve um impacto significativo na resistência de união por microtração à dentina.[10]

Foi realizado um exame empírico para testar a hipótese postulando uma correlação inversa entre a resistência da união resina-esmalte e a área da secção transversal colada, bem como a presença de variações regionais na resistência da união resina-esmalte. Para este efeito, foram utilizados no estudo dois sistemas adesivos, nomeadamente o Clearfil Liner Bond II e o Scotchbond Multipurpose. Em ambos os sistemas de ligação, foi descoberta uma relação inversa altamente significativa entre a resistência de ligação à tração e a área da secção transversal ligada, particularmente quando a área era inferior a 2 milímetros quadrados. Observou-se que a maior resistência de união foi registada no terço oclusal, apresentando valores marcadamente superiores em comparação com os observados na região cervical do esmalte. Esta discrepância pode ser atribuída a uma redução no número de criadores de tensão interfacial à medida que o tamanho da amostra diminui.[11]

Além disso, foi efectuado um estudo para comparar a eficácia de dois primários ácidos, com e sem condicionamento, em termos de adesão ao esmalte e à dentina. A avaliação incluiu análises da resistência ao cisalhamento e da microinfiltração. Um dos primários ácidos continha fenil-P, enquanto o outro continha ácido maleico. Os resultados indicaram que o primeiro podia ser utilizado sem o passo de condicionamento em esmalte e dentina, enquanto o primário que continha ácido maleico necessitava de condicionamento em esmalte e dentina para obter uma adesão óptima.[12]

Foi realizado um exame exaustivo, investigando os constituintes elementares e os aspectos químicos dos polímeros que caracterizam as colas de esmalte-dentina autocondicionantes atualmente utilizadas. Além disso, o potencial de integração de novos monómeros adesivos e reticuladores com uma estabilidade hidrolítica superior, ultrapassando a do metacrilato, foi cuidadosamente explorado para elevar a eficácia dos adesivos de frasco único. O estudo revelou que os adesivos de esmalte-dentina autocondicionantes mais eficazes se baseiam em monómeros adesivos altamente ácidos que contêm fosfato de di-hidrogénio, ácidos fosfónicos ou grupos de ácido carboxílico. No entanto, reconheceu-se que surgem desafios com as colas de esmalte-dentina autocondicionantes de frasco único, à base de água e fortemente ácidas, devido à instabilidade hidrolítica associada aos monómeros de metacrilato utilizados e às reacções secundárias indesejadas dos componentes iniciadores aplicados. Como resultado, foi firmemente estabelecido que a estabilidade dos adesivos autocondicionantes de esmalte-dentina pode ser substancialmente melhorada através da incorporação de novos ácidos fosfatados de éter acrílico ou acrilamidas mono ou difuncionais. Além disso, a direção futura dos esforços de investigação deve ser direcionada para o desenvolvimento de componentes adesivos mais robustos e harmoniosos, apresentando uma oportunidade para impulsionar o campo da dentisteria adesiva.[13]

Numa investigação meticulosa que explorou o impacto de um primário autocondicionante contendo ácido N-acriloil aspártico na adesão ao esmalte, surgiram conclusões dignas de nota. A resistência à tração do esmalte apresentou uma progressão linear com o aumento da concentração do ácido. Notavelmente, quando a concentração de ácido N-acriloil aspártico atingiu 20% em peso, alcançou uma força de ligação equivalente à obtida através do método tradicional de condicionamento com ácido fosfórico a 40% em peso. Além disso, observou-se uma vantagem distinta, uma vez que este novo primário evitou a necessidade de um passo de enxaguamento com água, simplificando assim o processo de aplicação do adesivo.[14]

Numa investigação abrangente centrada na avaliação das forças de adesão microtensiva do esmalte, um conjunto de cinco pares de adesivos para esmalte provenientes do mesmo fabricante foi submetido a uma análise meticulosa. Os resultados revelaram subtilezas intrigantes no desempenho adesivo, revelando que as colas total-etch específicas exibiam capacidades de ligação superiores ao esmalte, em comparação com as colas autocondicionantes correspondentes da mesma linha de produtos. Além disso, quando se utilizaram colas auto-condicionantes, a utilização de uma broca de diamante para desbastar as superfícies de esmalte contribuiu para uma propensão para uma maior força de adesão, introduzindo uma faceta notável na compreensão dos mecanismos de adesão ao esmalte. Este estudo teve implicações significativas na otimização da seleção e aplicação de adesivos em procedimentos de restauração dentária.[15]

Além disso, uma investigação aprofundada investigou a força de ligação entre os compósitos de resina e o esmalte, juntamente com a adaptação marginal das restaurações de compósitos de resina em cavidades de classe II. O principal objetivo deste inquérito era avaliar o desempenho dos agentes de preparação auto-condicionantes em contraste com o condicionamento convencional com ácido fosfórico e a aplicação do agente de ligação. Surpreendentemente, o primário autocondicionante testado exibiu uma resistência de união comparável à obtida através da técnica convencional de condicionamento ácido, particularmente quando avaliada contra o esmalte bovino. De salientar que um dos materiais testados, o Resulcin Aqua Prime Monobond, apresentou uma força de adesão ainda mais robusta, indicando o seu potencial como uma opção adesiva promissora com propriedades adesivas melhoradas. Estas descobertas sublinham a importância da utilização de estratégias adesivas adequadas para assegurar resultados clínicos óptimos e a durabilidade das restaurações dentárias.[16]

Além disso, foi efectuada uma avaliação meticulosa da eficácia clínica de dois sistemas adesivos, Clearfil SE Bond (autocondicionante) e Prime and Bond NT (adesivo de um frasco), em restaurações de classe V não cariosas, durante um período de dois anos. Foi meticulosamente realizada uma avaliação rigorosa de vários parâmetros, incluindo a correspondência de cores, a adaptação marginal, a descoloração marginal, as cáries recorrentes, a forma anatómica, a sensibilidade pós-operatória e as taxas de retenção. Dois clínicos efectuaram estas avaliações em vários momentos. Os resultados inequívocos desta investigação comprovaram que ambos os sistemas adesivos testados demonstraram um desempenho clínico excecionalmente louvável no final do estudo de dois anos, validando assim a sua adequação para aplicações duradouras em .[17]

Numa investigação escrupulosamente executada com o objetivo de avaliar o impacto dos ciclos térmicos na resistência de união do esmalte, foi dada particular ênfase aos sistemas de união de dois passos, nomeadamente os sistemas de primários autocondicionantes e os sistemas adesivos autocondicionantes. Notavelmente, foi observada uma redução notável na força de ligação dentro dos grupos de ciclos térmicos associados aos sistemas de primários auto-condicionantes. Inversamente, embora se tenha registado um ligeiro declínio na resistência da ligação nos grupos de ciclos térmicos dos sistemas adesivos auto-impregnantes, não foram identificadas diferenças estatisticamente significativas.[18]

Uma investigação notável procurou avaliar a resistência de união ao microcisalhamento de dois sistemas de união de resina comercialmente acessíveis, nomeadamente o Single Bond e o SE Bond, em esmalte humano. Os resultados destacaram o impacto considerável da duração do armazenamento e da composição do material na resistência de união, revelando uma correlação significativa entre estas variáveis. Essencialmente, a resistência de união manifestou uma redução gradual ao longo do tempo para ambos os materiais.[19]

Realizando uma investigação abrangente, os investigadores exploraram a eficácia da colagem de quatro sistemas adesivos disponíveis no mercado, tanto em superfícies de esmalte esmaltadas como intactas. Nomeadamente, dois destes sistemas utilizaram o condicionamento com ácido fosfórico, enquanto os restantes dois se basearam em métodos de condicionamento automático. Os resultados não revelaram disparidades significativas nas forças de ligação quando estes sistemas foram aplicados a superfícies de esmalte polidas. No entanto, surgiu uma distinção acentuada quando se considerou o esmalte intacto, uma vez que o sistema auto-condicionante apresentou resistências de união notavelmente mais baixas em comparação com o sistema que utiliza o condicionamento com ácido fosfórico. O exame subsequente através da Microscopia Eletrónica de Varrimento de Emissão de Campo (Fe-SEM) revelou que o padrão de condicionamento dos primários autocondicionantes não tinha a profundidade necessária para alcançar uma penetração suficiente da resina de ligação em superfícies de esmalte intactas.[20]

Foi efectuada uma investigação exaustiva para avaliar as resistências de ligação ao esmalte e a morfologia SEM associadas à utilização de um primário autocondicionante, Clearfil Liner Bond II, independentemente e em conjunto com agentes condicionadores alternativos. Os resultados do estudo não revelaram disparidades estatisticamente significativas nas resistências de união entre os vários grupos experimentais. As avaliações SEM demonstraram um padrão de condicionamento superficial quando foi utilizado o primário autocondicionante.

Notavelmente, a resistência ao cisalhamento permaneceu inalterada independentemente do condicionador utilizado, sugerindo a resiliência do primer autocondicionante.[21]

Adicionalmente, um estudo comparativo examinou meticulosamente a resistência de união ao microcisalhamento de dois sistemas adesivos distintos relativamente ao esmalte dos dentes decíduos e permanentes. Os sistemas adesivos sujeitos a análise foram o Clearfil SE bond, um sistema de primário autocondicionante, e um sistema adesivo de frasco único utilizado com a técnica de colagem húmida total-etch. Os resultados não mostraram variações estatisticamente significativas nos valores de resistência ao cisalhamento entre os sistemas adesivos ou tipos de esmalte. Notavelmente, as observações SEM indicaram que ambos os sistemas adesivos alcançaram um condicionamento mais profundo no esmalte primário em comparação com o esmalte permanente, significando uma ação de condicionamento ácido mais pronunciada no esmalte primário.[22]

Foi efectuada uma investigação independente para avaliar a eficácia da ligação de dois adesivos de resina disponíveis no mercado: Clearfil SE bond, um sistema de primário autocondicionante, e um sistema adesivo de um frasco concebido para aplicação com uma técnica de colagem húmida total-etch. O estudo pretendia explorar o impacto das variações regionais do esmalte e a direção da secção do esmalte nos resultados da colagem. Os resultados do estudo revelaram um padrão distinto no comportamento de adesão do sistema adesivo de um frasco quando aplicado a superfícies de esmalte. A força de adesão foi notavelmente maior em superfícies perpendiculares aos prismas de esmalte, enquanto que mostrou uma força de adesão mais baixa em superfícies paralelas aos prismas. Por outro lado, o sistema de primário autocondicionante apresentou uma força de adesão consistente em todas as superfícies, mostrando uma sensibilidade reduzida à orientação da estrutura prismática do esmalte, em comparação com o sistema adesivo de uma garrafa. Esta observação enfatizou a influência significativa da natureza anisotrópica do esmalte no controlo das forças de adesão dos sistemas adesivos investigados. As diferentes respostas baseadas na direccionalidade do esmalte sublinham a complexidade e a importância de considerar as caraterísticas regionais do esmalte nos estudos de ligação adesiva.[23]

Foi efectuada uma investigação meticulosa e complexa para analisar comparativamente a resistência ao cisalhamento e à tração de oito sistemas adesivos distintos, quando aplicados no esmalte e na dentina de dentes bovinos decíduos. Os sistemas adesivos que foram submetidos a um exame minucioso incluíram Clearfil SE bond, Adper Prompt L-pop, Optibond solo plus selfetch, AdheSE, Xeno III, Scotch Bond J, Etch & Prime e i-Bond. Os resultados do estudo revelaram variações notáveis nos valores de resistência de união ao cisalhamento, que variaram de 8,9 a 18,1 MPa no esmalte e de 8,2 a 17,8 MPa na dentina. Da mesma forma, os valores da resistência de união à tração demonstraram uma variação de 6,7 a 13,1 MPa no esmalte e de 5,7 a 12,1 MPa na dentina. Todas as comparações das resistências de união entre os oito sistemas no esmalte e na dentina foram consideradas estatisticamente significativas, aplicando-se às resistências de união ao cisalhamento e à tração. Significativamente, o Clearfil SE bond apresentou a maior resistência de união ao cisalhamento tanto no esmalte como na dentina, demonstrando propriedades adesivas excepcionais. Por outro lado, o i-Bond apresentou a força de adesão mais baixa em esmalte, enquanto o Etch & Prime apresentou a mais baixa em dentina. Este facto sugere que o Clearfil SE bond se destaca como uma escolha superior em termos de resistência de união ao cisalhamento, tanto em superfícies de esmalte como de dentina. Além disso, o Clearfil SE bond também obteve a maior resistência de união à tração, confirmando ainda mais o seu desempenho excecional neste estudo. Os resultados desta investigação esclarecem as diferentes capacidades adesivas dos sistemas examinados e realçam a importância de uma seleção cuidadosa com base na força de adesão pretendida para aplicações em esmalte e dentina. Estes resultados podem ter um valor significativo na orientação de clínicos e investigadores na procura de sistemas adesivos óptimos para procedimentos dentários de restauração.[24]

Uma investigação separada avaliou a eficácia do adesivo autocondicionante Prompt L-Pop para aplicação de selante de fissuras durante um período de 24 meses. O estudo demonstrou a proficiência do adesivo na colagem do selante ao esmalte, ao mesmo tempo que reduziu significativamente o tempo e a complexidade do tratamento através de um método simplificado.[25]

Num outro estudo comparativo envolvendo sistemas de ligação de aplicação única e compómero, foram observadas diferenças insignificantes quando ligados ao esmalte, exceto para o Prompt L-Pop, que exibiu o valor mais elevado. As resistências de união à dentina não diferiram significativamente das do compómero.[26]

Adicionalmente, uma investigação extensiva investigou o comportamento de adesão dos sistemas adesivos modernos na proximidade da junção dentina-esmalte (DEJ), onde os padrões de condicionamento no esmalte e na dentina podem variar. O estudo utilizou três substratos dentários distintos: esmalte, dentina e a região da JDE. A investigação utilizou um sistema de primário autocondicionante (Clearfil SE bond) e dois sistemas de colagem húmida de condicionamento total. Os resultados revelaram que a região DEJ foi submetida a um condicionamento mais profundo pelo gel de ácido fosfórico em comparação com o esmalte ou a dentina, sugerindo uma maior reatividade do ácido na região DEJ. Apesar deste efeito, a adesão ao DEJ apresentou uma resistência comparável à adesão ao esmalte ou à dentina. Não foram observadas diferenças estatisticamente significativas nos valores de resistência ao cisalhamento entre os sistemas adesivos utilizados.[27]

Foi realizada uma investigação para examinar a ultra-estrutura e a resistência de união à microtensão de adesivos auto-condicionantes assertivos e adesivos de condicionamento total quando aplicados em esmalte não polido. Os materiais em análise foram o Xeno III e o Simplicity. Os resultados do estudo, dentro dos parâmetros pré-definidos, indicaram que a resistência de união à microtração dos adesivos autocondicionantes assertivos (Xeno III e Simplicity) ao esmalte não retificado não apresentou diferença estatisticamente significativa em relação aos adesivos de condicionamento total.

Consequentemente, os adesivos auto-condicionantes assertivos demonstram um potencial promissor para a adesão ao esmalte não retificado, particularmente em cenários que envolvem esmalte não preparado, como fissuras oclusais, e em conjunto com o uso de selantes de fossas e fissuras. Além disso, esses adesivos oferecem opções viáveis para a adesão de braquetes ortodônticos.[28]

A classificação das colas autocondicionantes baseia-se na sua agressividade de gravação, com distinções entre colas autocondicionantes "fortes" e "suaves". Nomeadamente, as colas auto-condicionantes fortes exibem tipicamente um nível de pH excecionalmente baixo de 1 ou inferior, enquanto que os sistemas auto-condicionantes suaves, por outro lado, possuem geralmente um nível de pH de aproximadamente 2. Algumas colas auto-condicionantes podem cair na categoria de "intermediário forte", exibindo um nível de pH de aproximadamente 1,5. A tabela seguinte (não apresentada aqui) descreve vários sistemas adesivos, as suas respectivas classificações e os valores de pH dos seus primários autocondicionantes, fornecendo informações valiosas sobre o campo.[29]

Tabela 2: Acidez (pH) de diversas soluções adesivas classificadas por técnica de aplicação

Adhesive	Classification	pH primer
Adper Prompt L-Pop (3M ESPE)	One-step self-etch	0.4
Prompt L-Pop (3M ESPE)	One-step self-etch	0.8
Xeno III (Dentsply)	One-step self-etch	1.4
i-Bond (Kulzer)	One-step self-etch	1.6
Non-Rinse Conditioner (Dentsply)	Two-step self-etch	1.0
AdheSE (Vivadent)	Two-step self-etch	1.4
OptiBond Solo Plus SE primer (Kerr)	Two-step self-etch	1.5
Clearfil SE Bond primer (Kuraray)	Two-step self-etch	1.9
Clearfil SE Bond Plus primer (Kuraray)	Two-step self-etch	2.0
Unifil Bond primer (GC)	Two-step self-etch	2.2
Panavia ED primer mixed (Kuraray)	Two-step self-etch	2.6
OptiBond Solo Plus primer/adhesive (Kerr)	Two-step etch & rinse	2.1
Prime&Bond NT primer/adhesive (Dentsply)	Two-step etch & rinse	2.2
Scotchbond 1 primer/adhesive (3M)	Two-step etch & rinse	4.7
OptiBond FL Plus primer (Kerr)	Three-step etch & rinse	1.8

Foi realizada uma investigação abrangente para explorar as ramificações na resistência de união ao cisalhamento e no modo de falha adesiva do bracket resultantes da utilização de um primário ácido, englobando ambos os componentes ácidos (Fenil-P) e os constituintes do primário (Hema e dimetacrilato), em conjunto com outros condicionadores de esmalte durante o condicionamento da superfície do esmalte para fins de união. O estudo procurou elucidar os potenciais benefícios dos condicionadores de esmalte, como o ácido maleico, e dos primários ácidos contendo Phenyl-P, na obtenção de uma força de adesão clinicamente significativa, reduzindo simultaneamente a profundidade de dissolução do esmalte. Os resultados do estudo revelaram que a utilização de primários ácidos para a colagem de brackets ortodônticos à superfície do esmalte resultou numa resistência ao cisalhamento clinicamente aceitável, particularmente quando utilizado juntamente com um adesivo altamente preenchido (Bis-GMA). De notar que a força de adesão observada foi semelhante à obtida com os agentes condicionadores convencionais - ácido fosfórico a 37% ou ácido maleico a 10%. Um exame do Índice de Adesivo Remanescente (ARI) demonstrou que a utilização de um primer ácido estava associada a uma tendência para que menos adesivo residual permanecesse na superfície do dente quando comparado com os grupos de ácido fosfórico e maleico.[30]

Além disso, foi efectuada uma comparação aprofundada, avaliando a resistência de união ao esmalte de cinco sistemas distintos de primários/adesivos autocondicionantes, juntamente com um sistema adesivo de frasco único de adesão total (Single bond). Entre os sistemas autocondicionantes estudados, nomeadamente o Adper prompt self-etch, Optibond Solo plus self-etch, AdheSE, Tyrian e Clearfil SE, o Clearfil SE apresentou uma resistência de união entre o compósito e o esmalte igual à do sistema de colagem total-etch, o que significa que o seu desempenho é notável neste contexto.[31]

Outro aspeto da investigação envolveu a avaliação da força de ligação em adesivos autocondicionantes aplicados a superfícies de esmalte intactas e preparadas. Os adesivos autocondicionantes testados incluíam o ABF, um adesivo autocondicionante experimental de dois frascos, o Clearfil SE Bond, um adesivo autocondicionante de dois frascos, o One-up Bond F, um adesivo tudo-em-um, o Prompt L-pop, outro adesivo tudo-em-um, e o Single bond, um adesivo total-etch de dois frascos. Os resultados demonstraram que as forças de ligação de todos os adesivos autocondicionantes exibiram um aumento quando as superfícies do esmalte foram desbastadas em comparação com o esmalte não preparado. Para além disso, a análise dos padrões de condicionamento utilizando a Microscopia Eletrónica de Varrimento de Emissão de Campo (Fe-SEM) mostrou um padrão de condicionamento interprismático profundo no caso do adesivo totaletch, enquanto que os sistemas autocondicionantes resultaram em padrões de condicionamento que variaram de ausentes a moderados.[32]

Foi realizada uma investigação complexa para avaliar a resistência de ligação à microtensão de materiais compósitos de resina à dentina, centrando-se no impacto de resinas autocondicionantes hidrofílicas com e sem uma camada extra de um adesivo mais hidrofóbico. O estudo envolveu três adesivos autocondicionantes de passo único: Adper Prompt L-pop, Xeno III e i-Bond GI, juntamente com o controlo negativo, Unifil bond, que consiste num primário autocondicionante e num adesivo separado. Cada adesivo foi meticulosamente avaliado utilizando um compósito de resina híbrida específico do seu fabricante. Os resultados revelaram que o i- Bond apresentou uma força de adesão à dentina significativamente superior à dos outros três produtos, enquanto os três últimos não demonstraram diferenças estatisticamente significativas entre si. Curiosamente, a inclusão de uma camada adicional de uma resina mais hidrofóbica nos três sistemas adesivos autocondicionantes mostrou um aumento substancial na força de adesão à dentina. No entanto, não foi observado nenhum efeito significativo para o primer autocondicionante.

Além disso, a utilização da Microscopia Eletrónica de Transmissão (TEM) para avaliar o Prompt L-pop e o i-Bond indicou uma redução notável da nanoinfiltração quando foi aplicada uma camada extra de resina.[33]

Numa investigação separada, avaliaram-se os atributos de adesão de dois selantes ao esmalte não tratado, utilizando o condicionamento com ácido fosfórico ou o adesivo autocondicionante tudo-em-um Adper Prompt L-pop. Foi obtida uma força de adesão óptima quando o Adper Prompt L-pop foi utilizado numa configuração de camada dupla, seguida de uma fotopolimerização antes da aplicação do selante. Em alternativa, a aplicação de uma única camada de Adper Prompt L-pop em conjunto com o selante produziu resistências de união comparáveis às obtidas com o condicionamento com ácido fosfórico.[34]

Um estudo investigou a possibilidade de transformar as colas auto-condicionantes de um passo em colas de dois passos, utilizando um revestimento de resina relativamente hidrofóbico e sem solventes. Adesivos como o iBond, Xeno III e Adper Prompt foram utilizados neste processo, quer com várias camadas ou com uma única camada juntamente com uma camada de resina Scotchbond Multi-purpose plus bond para acoplamento a compósitos fotopolimerizáveis e autopolimerizáveis. Durante o estudo, observou-se que o iBond e o Xeno III apresentavam uma "incompatibilidade aparente" com os compósitos auto-polimerizados devido à sua permeabilidade inerente. Este facto levou à presença de transudado de fluido dentinário nas superfícies adesivas quando coladas à dentina vital. Por outro lado, o Adper Prompt demonstrou uma "verdadeira incompatibilidade" com os compósitos auto-polimerizados devido a uma interação ácida adversa, que mascarou a permeabilidade inerente do adesivo. No entanto, o estudo abordou com sucesso estas questões de incompatibilidade "verdadeira" e "aparente", adoptando uma abordagem adesiva auto-condicionante de dois passos. Esta resolução permitiu a utilização efectiva destes adesivos com compósitos auto-polimerizados, resolvendo os desafios encontrados na sua aplicação inicial.[35]

Foi efectuada uma investigação abrangente e complexa para aprofundar a intrincada correlação entre os padrões de corrosão formados na superfície do esmalte utilizando ácido fosfórico e a força de ligação resultante. Os investigadores examinaram minuciosamente as potenciais diferenças nos tipos de corrosão entre os dentes superiores e inferiores e, embora não tenham sido observadas discrepâncias notáveis entre as duas regiões, foram identificadas variações significativas entre dentes específicos, tanto na arcada dentária superior como na inferior.

Particularmente, os incisivos inferiores exibiram a maior proporção de padrões de condicionamento ácido do Tipo A. No entanto, os resultados revelaram que o padrão de condicionamento ideal cobria apenas uma pequena porção, constituindo menos de 5%, do esmalte da superfície vestibular em todos os casos examinados. A maioria da superfície de esmalte gravada foi dominada por padrões de gravação do Tipo C. Através do seu estudo meticuloso, os investigadores concluíram que a presença de um padrão de condicionamento exemplar não desempenha um papel fundamental na criação de uma ligação duradoura. Em essência, as complexidades dos padrões de condicionamento não emergiram como o único determinante da estabilidade e fiabilidade a longo prazo da ligação.[36]

A microinfiltração nas margens das restaurações de compósito à base de resina de classe V foi meticulosamente avaliada utilizando cinco sistemas adesivos simplificados. Os adesivos testados incluíram Etch and Prime 3.0, Single Bond, PQ1, Prime and Bond NT, e um BH experimental. As cavidades de classe V foram preparadas em molares humanos intactos, com margens oclusais em esmalte e margens gengivais em dentina/cimento. Todos os agentes de ligação, exceto o Etch e o Prime 3.0, foram aplicados de acordo com as diretrizes do fabricante em substratos condicionados. O Z100 RBC foi utilizado para restaurar as cavidades e foi efectuada uma termociclagem para simular as condições clínicas. Para avaliar a microinfiltração, os espécimes foram revestidos com verniz de unhas, imersos em nitrato de prata e seccionados longitudinalmente com um disco de diamante. A extensão da microinfiltração foi avaliada e classificada numa escala de 0-4. Os resultados revelaram pontuações de fuga significativamente mais elevadas no esmalte com Etch and Prime em comparação com outros sistemas adesivos. Nenhum dos sistemas demonstrou a eliminação completa da microinfiltração na dentina. O PQ1 apresentou pontuações significativamente mais baixas do que o Etch and Prime e o Single Bond na dentina, enquanto não foram observadas diferenças significativas para os outros grupos de adesivos. O estudo enfatiza os desafios enfrentados pelos clínicos na obtenção de uma adesão eficaz à dentina, apesar das forças de adesão semelhantes relatadas na literatura para vários sistemas de ligação em ambos os substratos de esmalte e dentina. Nomeadamente, a fiabilidade dos adesivos autocondicionantes é limitada quando utilizados em esmalte sem um passo separado de condicionamento ácido.[37]

Num meticuloso e extenso estudo in vitro, foi investigado o impacto de três sistemas de ligação (All Bond 2, Gluma 2000 e Scotchbond Multi-purpose) na microinfiltração em restaurações de compósito com margens de esmalte ou dentina. A investigação revelou uma redução notável da microinfiltração tanto nas margens de esmalte como de dentina. No entanto, as margens da dentina mostraram um ligeiro aumento da fuga em comparação com as margens do esmalte em cada grupo de tratamento. Esta observação sublinha a importância de considerar as caraterísticas do substrato e do sistema de ligação para alcançar uma eficácia de selamento óptima nas restaurações dentárias.[38]

Posteriormente, foi efectuado um ensaio clínico exaustivo de três anos de acompanhamento para avaliar a eficácia clínica de dois sistemas experimentais de adesivo total da Bayer, juntamente com dois sistemas comerciais de adesivo total - Clearfil Liner Bond system e Scotchbond Multipurpose - em lesões cervicais de Classe V. Os desenhos das cavidades experimentais incluíram casos em que as margens do esmalte adjacente foram biseladas e condicionadas com ácido ou deixadas sem tratamento, permitindo uma avaliação exaustiva do desempenho dos sistemas adesivos em diferentes condições. Os resultados do ensaio clínico indicaram taxas de retenção notavelmente elevadas tanto para o sistema Clearfil Liner Bond como para o Scotchbond Multi-purpose em ambos os desenhos de cavidades após o período de acompanhamento de três anos. Este resultado demonstra o potencial destes sistemas adesivos para manter uma adesão duradoura durante um período alargado de utilização clínica. No entanto, é de salientar que nenhum dos sistemas adesivos testados conseguiu garantir margens livres de microinfiltração durante todo o período do estudo, o que indica o desafio contínuo de conseguir um selamento marginal perfeito em restaurações dentárias. Estes resultados sublinham a necessidade de investigação contínua e de avanços na tecnologia adesiva para melhorar ainda mais o desempenho a longo prazo e o sucesso clínico das restaurações dentárias. Estas investigações fornecem informações valiosas para os médicos dentistas tomarem decisões informadas relativamente à seleção e aplicação de sistemas de colagem em diferentes cenários clínicos, contribuindo, em última análise, para melhorar os resultados dos pacientes.[39]

Foi efectuada uma investigação exaustiva para avaliar o comportamento de microinfiltração de três sistemas de ligação à dentina, avaliando também a comparabilidade dos dentes de bovino como substratos adequados para estudar a microinfiltração em comparação com os dentes humanos. Os materiais em análise incluíram o adesivo Scotchbond Multi-purpose, Prisma Universal Bond 3 e All Bond 2. Os resultados deste estudo meticuloso revelaram que o All Bond 2 demonstrou níveis de fuga notavelmente mais elevados quando comparado com os outros dois sistemas. Estes resultados forneceram informações valiosas sobre o desempenho diferencial destes sistemas de ligação, com o All Bond 2 a apresentar caraterísticas de microinfiltração inferiores. Para além da análise comparativa dos sistemas de ligação, o estudo explorou a adequação dos dentes de bovino como alternativas viáveis aos dentes humanos para estudos de microinfiltração in vitro. Notavelmente, a investigação não mostrou nenhuma diferença estatisticamente significativa no comportamento de microinfiltração entre substratos humanos e bovinos. Esta observação notável implica que os dentes bovinos podem ser considerados substitutos apropriados para os dentes humanos aquando da realização de estudos in vitro relacionados com a microinfiltração.[40]

Além disso, outra exploração in vitro meticulosa centrou-se na avaliação da eficácia de selamento de várias combinações de adesivos de restauração no esmalte e no cemento de molares decíduos. Cavidades de Classe V cuidadosamente preparadas foram meticulosamente restauradas com uma gama de adesivos, incluindo Xeno III, Adper Prompt L-pop, iBond, Scotchbond, Etch and prime 3, AdheSE, OptiBond solo plus self-etch primer, Scotchbond e Clearfil SE. O resultado desta exploração meticulosa revelou que o Xeno III e o Adper Prompt L-pop emergiram como os agentes de selamento mais eficazes para as margens de esmalte e cemento das cavidades de Classe V em molares primários. Esta descoberta tem um significado considerável para o campo da dentisteria de restauração, uma vez que estas combinações de adesivos demonstraram capacidades de selamento superiores neste contexto específico. Curiosamente, a investigação revelou que não foi observada qualquer distinção significativa na microinfiltração entre as margens do esmalte e do cemento. Esta observação sugere que as combinações de adesivos selecionadas ofereceram um desempenho de selamento comparável em ambas as superfícies de esmalte e cemento, fornecendo assim conhecimentos valiosos sobre o comportamento de selamento em diferentes regiões de molares decíduos.[41]

Em geral, estes estudos contribuem para uma compreensão mais profunda do desempenho e da adequação dos sistemas de ligação à dentina e das combinações de adesivos de restauração, informando e melhorando assim a prática da medicina dentária restauradora moderna.

Material e métodos

O presente estudo foi efectuado nos estimados recintos do Departamento de Dentisteria Conservadora e Endodontia, situado no ilustre edifício do Genesis Institute of Dental Science & Research, Punjab. O compêndio de diversos materiais e instrumentos utilizados durante o curso deste estudo está meticulosamente delineado na tabulação que se segue.

Tabela 3: Armamento utilizado para o estudo

For Tensile Bond Strength Study	For Microleakage Study
Ultrasonic scaler	Ultrasonic scaler
Prophylactic brush	Prophylactic brush
Contra angle Handpiece	Contra angle Handpiece
Straight Handpiece	Diamond burs - Round and Straight
Diamond discs	BP blade
Sticky wax	Applicator tips
Spirit lamp	Teflon coated instruments (Hu-Friedy)
Metal die	Thermometer
Applicator tips	Polymerization Unit (DPI Curex)
Teflon coated instruments (Hu-Friedy)	Incubator
Polymerization Unit (DPI Curex)	Stereomicroscope (Lawrence and Mayo)
Incubator	
Carborundum Discs	
Thermometer	
Dappen dish	
BP blade	
Universal Testing Machine (Unitek, 9450 PC, FIE, INDIA)	

Quadro 4: Lista de materiais e respectivas descrições e fabricantes, trabalhados com originalidade autêntica

Item	Description	Manufacturer
SingleBond	A composite mixture comprising bisGMA, HEMA, Dimethaacrylate, Polyalkenoic acid copolymer, water, and Ethanol	3M, St. Paul, MN, USA
Scotch bond	An etchant containing 35% phosphoric acid with silica thickening agent, exhibiting a pH value of 0.6	3M ESPE
iBond	A formulation of light-activated methacrylate resins and Glutaraldehyde, based on an acetone/water medium, pH-1.6	Heraeus Kulzer, New York
Filtek Z 250 Composite	A visible light-activated hybrid restorative composite, with its resin comprising bisEMA, bisGMA, and UDMA	3M ESPE
0.5% basic fuchsin dye	Sourced from Qualingers fine chemicals in Mumbai, India	Mumbai, India
Nail Varnish	Manufactured by Taj Super in Delhi, India	Delhi, India

Uma amostra abrangente de 60 molares mandibulares, recentemente extraídos e exibindo coroas não atritadas e sem mácula, sem quaisquer sinais de cárie ou fracturas, foi judiciosamente obtida do estimado Departamento de Cirurgia Oral e Maxilofacial do Genesis Institute of Dental Science & Research, Punjab. Antes da experimentação, os dentes foram submetidos a um meticuloso procedimento de destartarização utilizando um destartarizador ultrassónico, eliminando habilmente quaisquer vestígios de marcas de tecido, placa bacteriana e cálculo. Posteriormente, os espécimes foram escrupulosamente polidos com pedra-pomes, sendo depois preservados numa solução de soro fisiológico até ao início da experimentação em .

De forma a garantir uma análise imparcial e rigorosa, os espécimes foram criteriosa e aleatoriamente distribuídos por seis grupos distintos, cada um composto por 10 dentes. A classificação destes grupos é a seguinte:

Grupo I: Dentes não cortados - Este grupo em particular implicou a aplicação de um agente de ligação de 5ª geração (Single Bond) para a subsequente avaliação da resistência da ligação à tração.

Grupo II: Dentes não cortados - O foco deste grupo girou em torno da aplicação de um agente de ligação de 7ª geração (iBond) para o exame de resistência de ligação à tração que se seguiu.

Grupo III: Dentes com superfícies de esmalte superficial cortadas - Neste grupo, os dentes foram deliberadamente sujeitos a uma redução superficial da superfície do esmalte antes de serem submetidos à aplicação de um agente de ligação de 5ª geração (Single Bond) para a avaliação da resistência de ligação à tração.

Grupo IV: Dentes com superfícies de esmalte superficial cortadas - De uma forma análoga ao Grupo III, os espécimes deste grupo foram meticulosamente tratados com um agente de ligação de 7ª geração (iBond) após a redução das suas superfícies de esmalte superficial. Isto também foi realizado com o objetivo de avaliar a resistência de união à tração.

Investigação da resistência da ligação à tração

Neste estudo, o nosso objetivo foi explorar a resistência à tração de vários sistemas adesivos dentários quando aplicados em superfícies de esmalte e colados com material compósito. Foram estabelecidos quatro grupos distintos para exame, e cada grupo foi submetido a procedimentos específicos, conforme descrito abaixo.

Grupo I (n=10): Os participantes deste grupo foram tratados com um condicionador de ácido fosfórico (Scotchbond, 3M ESPE) juntamente com Single Bond e compósito Z250 (Filtek 3M ESPE). Antes da aplicação dos agentes de ligação, dez dentes foram meticulosamente polidos com pedra-pomes e posteriormente limpos com pasta de dentes e água. As superfícies vestibulares dos dentes foram então condicionadas com ácido fosfórico, seguindo rigorosamente as diretrizes do fabricante. Foi utilizado um molde metálico especialmente preparado, com um diâmetro de 3 mm num lado e 8 mm no lado oposto. Nesta configuração experimental, um espécime em forma de disco com um diâmetro de 3 mm foi posicionado com precisão contra a superfície vestibular do dente, firmemente fixado com cera pegajosa para garantir a estabilidade durante os procedimentos subsequentes. Subsequentemente, um agente de ligação de quinta geração, nomeadamente

Single Bond, foi meticulosamente aplicado no interior do molde para estabelecer uma ligação adesiva forte. O processo de polimerização foi meticulosamente conduzido, seguindo o protocolo recomendado pelo fabricante, para garantir uma eficácia de ligação óptima. Por fim, o material compósito, meticulosamente selecionado para este estudo, foi condensado com precisão no molde preparado e foi realizado um processo de polimerização meticuloso, seguindo rigorosamente as instruções do fabricante. A duração da polimerização foi de 20 segundos, cuidadosamente calibrada para atingir as propriedades desejadas do material e o resultado ótimo da restauração. Esta abordagem abrangente visou assegurar a precisão, fiabilidade e reprodutibilidade dos resultados experimentais, contribuindo, em última análise, para o rigor científico do estudo.

O Grupo II (n=10) consistiu na aplicação de um condicionador de ácido fosfórico, Scotchbond (3M ESPE), em conjunto com o compósito Single Bond e Z250 (Filtek, 3M ESPE). A fase preliminar englobou o polimento meticuloso de dez dentes com pedra-pomes, seguido de um regime de limpeza rigoroso com pasta de dentes e água. Posteriormente, foi efectuada uma redução precisa de aproximadamente 0,5 mm de esmalte na face vestibular dos dentes, através da aplicação de discos de diamante. De acordo com as diretrizes do fabricante, a superfície do dente foi habilmente gravada. Em particular, um molde de 3 mm de diâmetro foi posicionado de forma segura na superfície vestibular, firmemente fixado com o auxílio de cera adesiva. A aplicação do agente de ligação de 5ª geração, Single Bond, no interior do molde foi devidamente administrada, respeitando o protocolo de polimerização estipulado. Por fim, o material compósito foi judiciosamente condensado no molde e curado durante o tempo prescrito, estritamente de acordo com as instruções do fabricante.

Grupo III (n=10): No sentido de uma comparação e análise exaustivas, o grupo experimental designado por Grupo III utilizou i Bond (Heraeus Kulzer) e compósito Z250 (Filtek 3M ESPE). À semelhança dos grupos anteriores, os dez dentes foram submetidos a um polimento rigoroso com pedra-pomes e a uma limpeza completa com pasta dentífrica e água, preparando-os para as avaliações seguintes. Através de uma aplicação precisa e de um alinhamento meticuloso, o espécime de 3 mm de diâmetro foi artisticamente colocado na superfície vestibular de cada dente com a ajuda de cera pegajosa. A introdução do estimado agente de ligação de 7ª geração, i Bond, no substrato dentário foi efectuada com grande precisão, respeitando rigorosamente o protocolo designado pelo fabricante. De seguida, procedeu-se à condensação do material compósito Z250 no molde, seguida de um rigoroso processo de polimerização de 20 segundos, de acordo com as instruções do fabricante.

Grupo IV (n=10): Para este grupo experimental específico, designado por

Grupo IV, a utilização de i Bond (Heraeus Kulzer) e do compósito Z250 (Filtek 3M ESPE) constituíram os componentes principais. Tal como nos grupos anteriores, o processo de polimento, que envolveu a aplicação de pedra-pomes e a limpeza completa com pasta dentífrica e água, foi escrupulosamente administrado nos dez dentes. Para além disso, a redução meticulosa do esmalte de aproximadamente 0,5 mm nas superfícies vestibulares foi meticulosamente realizada com discos de diamante, assegurando condições experimentais consistentes. Após os procedimentos preparatórios , o espécime de 3 mm de diâmetro foi posicionado e fixado com segurança à superfície vestibular de cada dente, utilizando cera adesiva. A aplicação do distinto agente de ligação de 7ª geração, i Bond, no substrato dentário foi executada com o máximo cuidado e precisão, seguindo rigorosamente as instruções especificadas pelo fabricante. Sequencialmente, procedeu-se à condensação do material compósito Z250 no molde, seguida do processo de cura necessário de 20 segundos, seguindo meticulosamente as diretrizes do fabricante. Para suportar o rigoroso ambiente de teste, os dentes foram posteriormente incubados a 37°C durante 24 horas numa incubadora. Para simular as condições do mundo real, o processo de termociclagem foi efectuado 100 vezes em água destilada, variando entre 5°C e 55°C, com 30 segundos de tempo de permanência e 5 segundos de tempo de transferência para cada ciclo.

Com uma precisão meticulosa, os dentes foram submetidos a um processo de seccionamento deliberado na junção cemento-esmalte, facilitando uma integração perfeita no aparelho dentário da estimada Máquina Universal de Ensaios. Para garantir uma avaliação exemplar da resistência de união à tração, foi utilizada a Máquina Universal de Ensaios (Unitek, 9450 PC, FIE, ÍNDIA), com uma velocidade de cruzamento calibrada de 1 mm/minuto. A força resultante necessária para desprender efetivamente o material compósito da superfície dentária foi quantificada em newtons, posteriormente convertida em megapascal, representando a razão entre newtons e a área de superfície do braquete (MPa = N/m^2). Os dados obtidos foram submetidos a um escrutínio rigoroso e a uma análise estatística exaustiva, para verificar a veracidade e a fiabilidade dos resultados experimentais.

Investigação de microfugas

Foi efectuada uma investigação sobre microinfiltração, centrada em cavidades de Classe V situadas nas superfícies vestibulares de 20 dentes. Todas as margens estavam confinadas no esmalte. Utilizando um airotor com um spray de água, as cavidades foram meticulosamente preparadas. Foram utilizadas brocas redondas para criar acesso a uma profundidade de 1 mm e, subsequentemente, foram utilizadas brocas de fissura rectas para alargar as cavidades. Para garantir a uniformidade das medições das cavidades, foi utilizado um explorador marcado para confirmar uma profundidade de 1 mm, enquanto a largura e o comprimento foram verificados de forma cruzada utilizando uma escala para aderir a medidas pré-determinadas de 2x2 mm. As cavidades preparadas foram orientadas paralelamente à junção cemento-esmalte e foram meticulosamente limpas de quaisquer detritos. Os 20 dentes foram então divididos aleatoriamente em dois grupos, designados por Grupo V e Grupo VI, cada um com 10 dentes.

Procedimento de restauração de cavidades:

Grupo V (n=10): A restauração da cavidade foi executada de uma forma altamente meticulosa, começando pelo grupo V. Para garantir uma ligação robusta, foi utilizado um condicionador de ácido fosfórico da mais alta qualidade (Scotchbond, 3M ESPE), submetendo as cavidades a um condicionamento ácido durante precisamente 15 segundos. Posteriormente, foi efectuada uma lavagem completa com água durante 30 segundos, seguida de um período exato de secagem ao ar de 5 segundos. De seguida, aplicou-se meticulosamente um agente de união de última geração (Single Bond), respeitando ao máximo as instruções do fabricante. O processo de restauração foi então continuado utilizando o material compósito Z250 (Filtek, 3M ESPE), respeitando as diretrizes do fabricante para uma aplicação e cura precisas. Este intrincado processo foi diligentemente conduzido para garantir resultados óptimos e uma probabilidade mínima de microinfiltração.

Grupo Experimental VI: Este grupo, composto por dez espécimes, foi sujeito à utilização de dois materiais dentários distintos: i Bond, um agente de união de 7ª geração de última geração fabricado pela Heraeus Kulzer, e o compósito Z250, um produto exemplar fabricado pela Filtek 3M ESPE. Antes dos procedimentos de restauração, foi tomado um cuidado meticuloso para garantir uma preparação óptima da superfície. O agente de ligação de 7ª geração (i Bond) foi cuidadosamente aplicado nas superfícies internas das cavidades, incluindo as paredes e o pavimento. Posteriormente, utilizou-se delicadamente um microbrush para esfregar o agente de ligação uniformemente nas cavidades durante 30 segundos, após o que foi judiciosamente seco ao ar durante mais 30 segundos. Este passo crítico foi diligentemente prosseguido até que qualquer movimento observável do agente de ligação diminuísse. Depois disso, foi administrado um processo de cura preciso durante 15 segundos para solidificar a integridade estrutural do agente de colagem.

As cavidades foram posteriormente reabilitadas com o reputado material compósito Z250, respeitando rigorosamente as diretrizes precisas fornecidas pelo fabricante. A fim de reforçar a validade dos resultados experimentais, os dentes foram submetidos a um período de incubação de 24 horas a uma temperatura de 37°C. Para simular cenários da vida real, foi efectuada uma termociclagem, expondo os dentes a 100 ciclos que oscilavam entre temperaturas de 5°C e 55°C, cada um permanecendo nos extremos durante 30 segundos, com um rápido tempo de transferência de 5 segundos entre os dois.

De forma a salvaguardar qualquer penetração de corante com origem no canal radicular, os ápices dos dentes foram escrupulosamente selados com cimento de ionómero de vidro. Adicionalmente, para garantir a precisão no processo de avaliação, foi efectuada uma aplicação meticulosa de duas camadas de verniz de unhas, até apenas 1mm das margens da restauração. Posteriormente, os espécimes foram imersos numa solução de 0,5% de corante básico de fucsina, meticulosamente mantida a uma temperatura constante de 37°C, durante um período de incubação prolongado de 24 horas. Posteriormente, foi executado diligentemente um meticuloso procedimento de enxaguamento com água da torneira para assegurar a remoção completa de quaisquer partículas residuais de corante, seguido de um processo de secagem minucioso e preciso, assegurando uma superfície imaculada para posterior exame e análise. Os dentes foram manuseados com delicadeza e foram habilmente seccionados em metades vestibulares e linguais, utilizando discos de carborundum montados num torno. Tendo em vista a sua comparabilidade na penetração do corante, as secções mesial e distal de um dente foram tratadas como análogas. Assim, ambas as secções mesial e distal foram submetidas a um exame minucioso sob um estereomicroscópio, ampliado a 40x, onde a microinfiltração foi avaliada, meticulosamente classificada de acordo com a extensão da infiltração do corante.

O método de avaliação da microinfiltração envolveu a avaliação da extensão da penetração do corante na interface dente-restauração, utilizando uma escala de classificação sistemática:

- 0: Denota a ausência de fugas.
- 1: Significa que a penetração do corante é inferior a metade do caminho em direção à parede axial.
- 2: Indicativo de penetração de corante excessivamente a meio caminho em direção à parede axial.
- 3: Denotando uma penetração substancial do corante ao longo da parede axial.

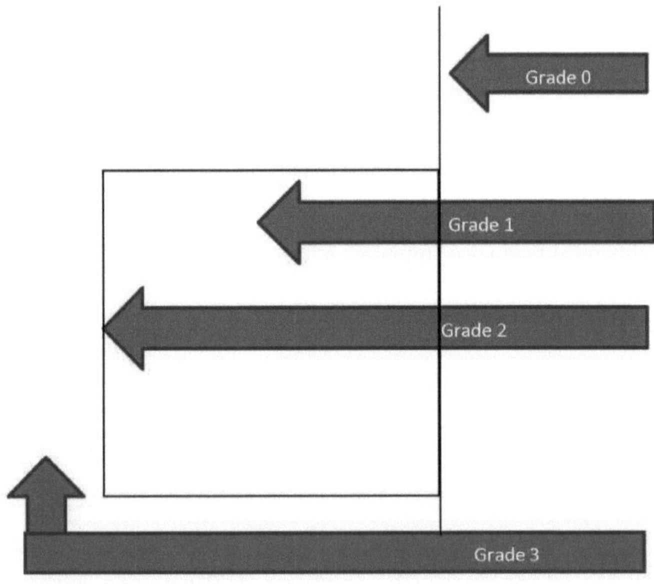

Assim, através de um protocolo experimental rigoroso e preciso, o Grupo VI foi cuidadosamente avaliado e os seus padrões de microinfiltração foram meticulosamente verificados, fornecendo informações valiosas sobre o desempenho dos materiais dentários testados

Análise estatística

Os dados quantitativos são retratados de forma eloquente através da apresentação de medidas estatísticas fundamentais, tais como a média, o desvio padrão, o erro padrão e os valores de intervalo. Para estabelecer uma compreensão abrangente das comparações entre os diversos grupos, foi utilizado judiciosamente um método sofisticado de ANOVA unidirecional, complementado por um teste t não emparelhado erudito para efeitos de comparações entre pares. Uma vez que a avaliação da microinfiltração foi efectuada por meio de pontuação, um procedimento não paramétrico astuto, especificamente o teste de Mann-Whitney, foi adequadamente administrado para discernir qualquer dissemelhança discernível entre os dois grupos distintos. De forma notável, todos os testes estatísticos foram astutamente conduzidos com um nível máximo de exatidão, aderindo a um nível predeterminado de significância alfa ($p \leq 0,05$) para discernir e reconhecer resultados dignos de nota.

FIGURA 1: ARMAMENTÁRIO PARA O ESTUDO DA RESISTÊNCIA À TRACÇÃO

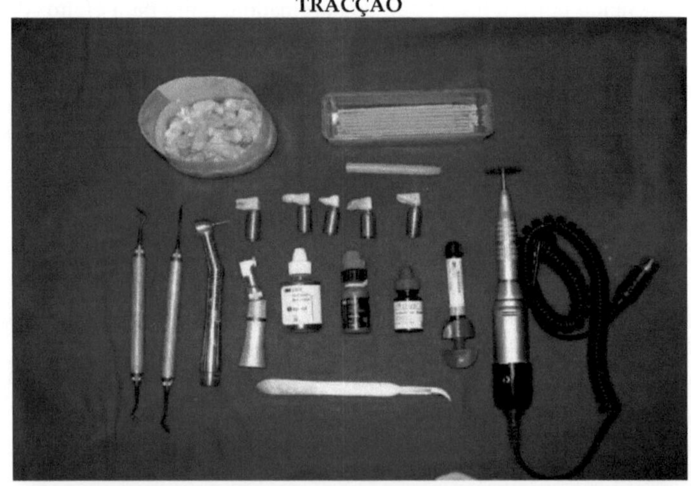

FIGURA 2. MÁQUINA DE ENSAIO UNIVERSAL

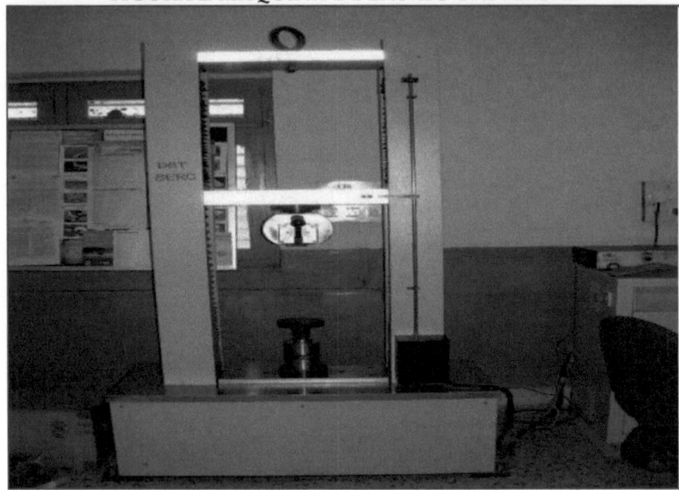

FIGURA 3. COMPUTADOR LIGADO À MÁQUINA UNIVERSAL DE ENSAIOS

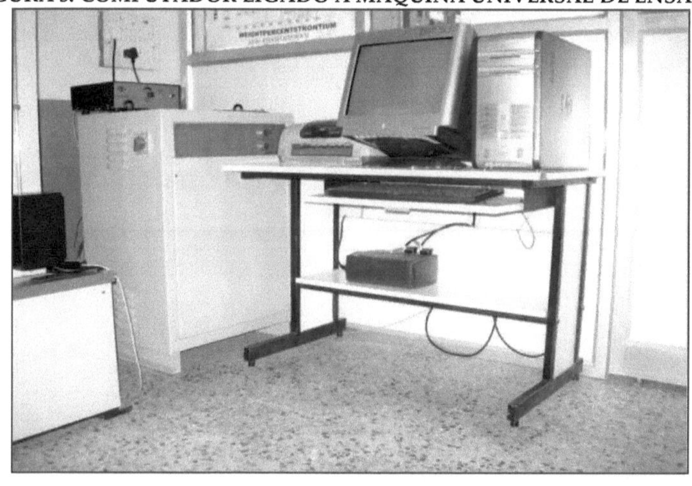

FIGURA 4. ENSAIO DE RESISTÊNCIA À TRACÇÃO

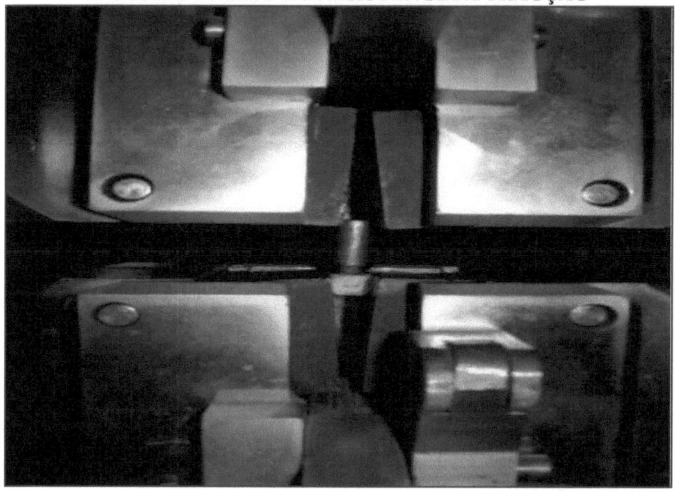

FIGURA 5. ARMAMENTÁRIO PARA O ESTUDO DE MICROFISSURAS

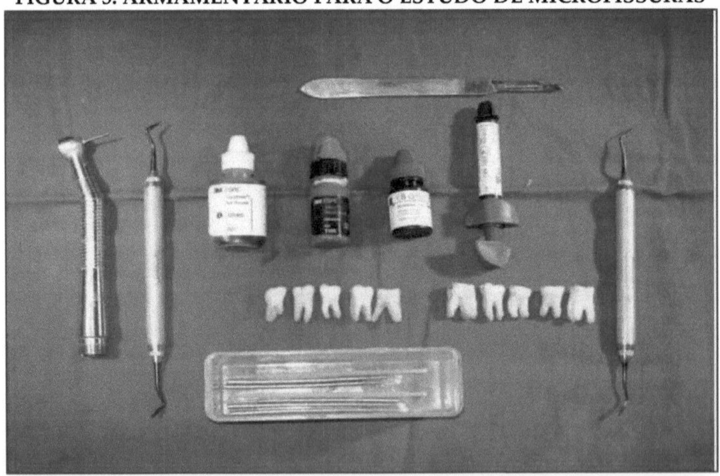

FIGURA 6. ESTEREOMICROSCÓPIO

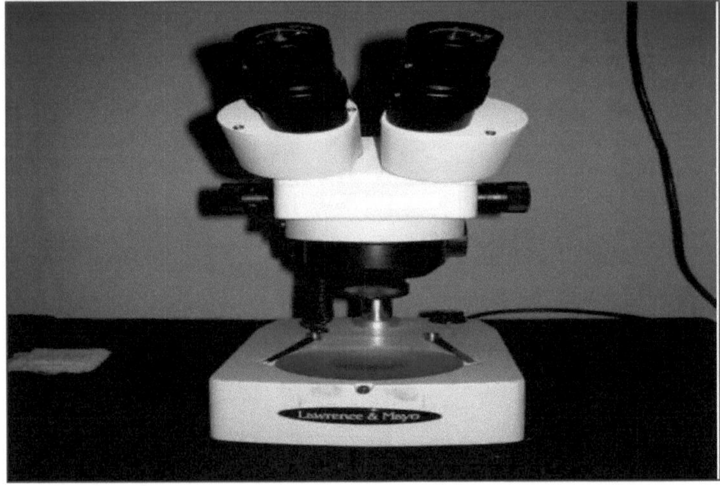

FIGURA 7. CAVIDADE PREPARADA PARA ESTUDO DE MICROINFILTRAÇÃO

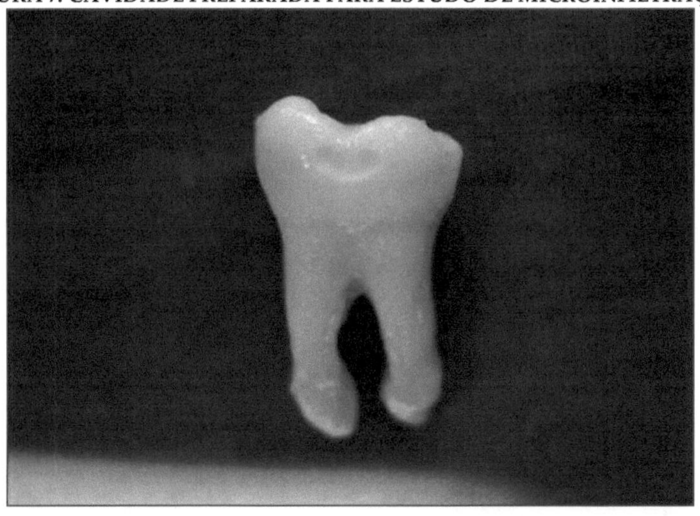

EXEMPLOS DE PONTUAÇÕES DE MICROFUGAS FIGURA 8. GRAU 0

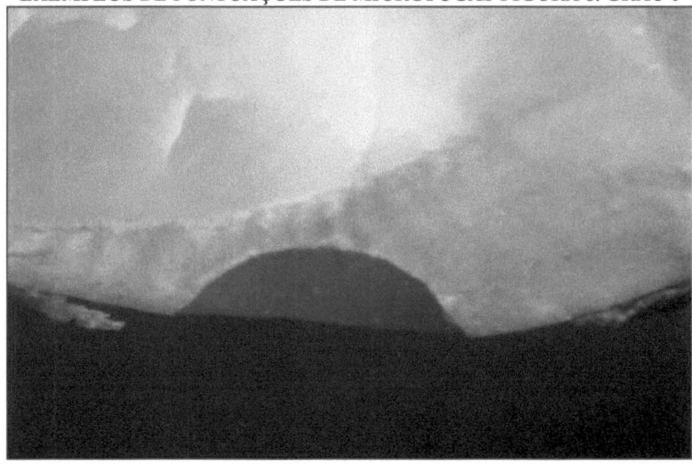

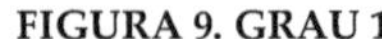

FIGURA 9. GRAU 1

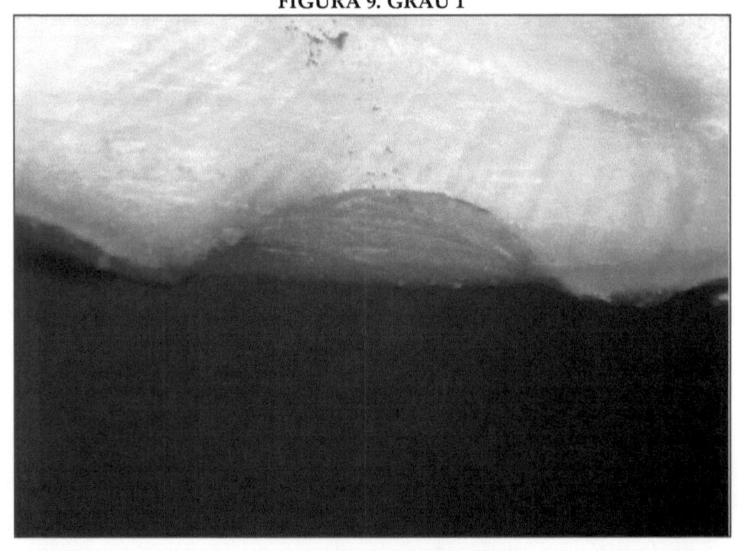

FIGURA 10. GRAU 2

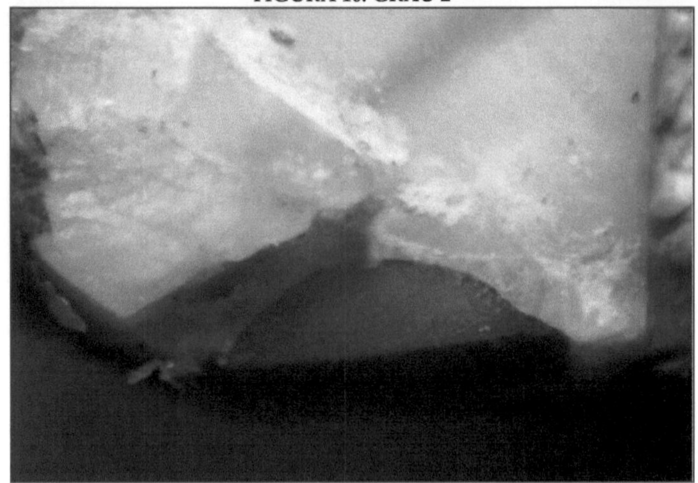

Resultados

Este esforço de investigação foi empreendido para avaliar meticulosamente a eficácia de um novo agente de ligação de 7ª geração "tudo em um", em frasco único, denominado iBond, quando aplicado em superfícies de esmalte, em contraste com o agente de ligação de 5ª geração "etch and rinse", Single Bond. A avaliação meticulosa da eficácia baseou-se na realização de um teste rigoroso de resistência à tração (consulte a Figura 4). Além disso, foi efectuada uma avaliação abrangente da microinfiltração em cavidades de classe V preparadas exclusivamente em esmalte (consulte a Figura 7).

Um total de 60 molares mandibulares permanentes extraídos foram criteriosamente selecionados para servirem de espécimes. Estes espécimes foram ainda meticulosamente divididos em 6 grupos distintos, com 10 dentes atribuídos a cada grupo. Nomeadamente, 4 destes grupos foram dedicados à execução do teste de resistência de união à tração, enquanto os restantes 2 grupos foram exclusivamente afectados à execução do teste de microinfiltração.

A Tabela 5 apresenta as estatísticas descritivas abrangentes da resistência de união do esmalte (expressa em Mpa) para os diferentes grupos experimentais em estudo. O Grupo I apresenta uma força de adesão média do esmalte de 5,07 Mpa com um desvio padrão de 0,821 Mpa, e o intervalo varia entre 3,96 Mpa e 6,19 Mpa. O IC de 95% para o Grupo I é registado como 4,48 Mpa a 5,65 Mpa. Passando para o Grupo II, a força média de ligação do esmalte é notavelmente mais elevada em 24,91 Mpa, acompanhada por um desvio padrão de 5,213 Mpa. A gama de valores dentro deste grupo estende-se de 16,73 Mpa a 34,79 Mpa. O IC 95% para o Grupo II situa-se entre 21,18 Mpa e 28,64 Mpa. O Grupo III apresenta uma média de resistência de união ao esmalte de 3,59 Mpa, com um desvio padrão de 1,436 Mpa, e o intervalo varia entre 1,27 Mpa e 5,73 Mpa. O IC de 95% para o Grupo III é registado como 2,56 Mpa a 4,62 Mpa. Por último, o Grupo IV demonstra uma força média de ligação ao esmalte de 8,65 Mpa, acompanhada por um desvio padrão de 2,324 Mpa. A gama de valores para o Grupo IV situa-se entre 5,21 Mpa e 12,53 Mpa. O IC de 95% para o Grupo IV situa-se entre 6,99 Mpa e 10,31 Mpa. O valor F obtido de 108,84, juntamente com um valor P inferior a 0,001 (indicando uma elevada significância estatística), foi derivado de um teste ANOVA de uma via. Esta análise significa que existem diferenças substanciais na resistência de união do esmalte entre os vários grupos experimentais em análise.

A Tabela 6 apresenta uma análise comparativa da resistência de união do esmalte entre o Grupo I e o Grupo III. A diferença na força de ligação média entre o Grupo I e o Grupo III foi calculada como sendo de 1,48 Mpa. Para determinar o significado estatístico desta diferença, foi efectuado um teste t independente de Student, que resultou num valor t de 2,83. O valor P correspondente foi determinado como sendo 0,012, o que indica uma diferença significativa entre os dois grupos. A comparação baseada na resistência de união do esmalte entre

O Grupo I e o Grupo III revelaram uma disparidade significativa, com o Grupo I a apresentar uma maior resistência de ligação em comparação com o Grupo III (5,07 vs. 3,59 Mpa).

A Tabela 7 apresenta uma avaliação comparativa da resistência de união do esmalte entre o Grupo II e o Grupo IV. O Grupo II apresentou uma força de adesão média substancial de 24,91 Mpa, acompanhada por um desvio padrão de 5,213 Mpa. Em contraste, o Grupo IV apresentou uma força de adesão média de 8,65 Mpa, com um desvio padrão de 2,324 Mpa. A disparidade na força de ligação média entre o Grupo II e o Grupo IV foi de 16,26 Mpa. Para determinar o significado estatístico desta discrepância, foi efectuado um teste t independente de Student, resultando num valor t de 9,01. O valor P correspondente foi determinado como sendo inferior a 0,001, o que infere uma diferença significativa entre os dois grupos, com o Grupo II a apresentar uma força de ligação substancialmente superior à do Grupo IV.

A Tabela 8 apresenta a resistência de união do SingleBond ao esmalte (medida em Megapascal, Mpa) em superfícies de esmalte não cortadas. A tabela inclui dez entradas de amostras denotadas pelo Nº da Amostra, com os valores correspondentes de Força de Ligação registados para o Grupo I.

A Força de Ligação média para o Grupo I foi reportada como 5.07 Mpa. A resistência de união individual de cada amostra foi meticulosamente medida, com valores que variam entre 3,96 Mpa e 6,19 Mpa, demonstrando a variabilidade entre as amostras.

A Tabela 9 apresenta a Resistência de Ligação do Esmalte (medida em Megapascal, Mpa) da ligação simples em superfícies não cortadas para o Grupo II. Os dados mostram os valores de resistência de união obtidos a partir de dez amostras individuais. A força de adesão média para o Grupo II foi determinada como sendo 24,91 Mpa. As resistências de união registadas das amostras individuais variaram entre 16,73 Mpa e 34,79 Mpa, indicando variabilidade nos resultados.

A Tabela 10 apresenta a força de adesão do SingleBond ao esmalte (medida em Megapascal, Mpa) em superfícies não cortadas dentro do Grupo III. Um total de 10 amostras foram avaliadas, e as suas correspondentes forças de adesão foram registadas na tabela. A força de adesão média para o Grupo III foi determinada como sendo de 3,59 Mpa. As forças de ligação das amostras individuais variaram entre 1,27 Mpa e 5,73 Mpa, com a amostra nº 1 a apresentar o valor mais elevado de 4,75 Mpa e a amostra nº 8 a apresentar o valor mais baixo de 2,02 Mpa.

A Tabela 11 apresenta a força de adesão do SingleBond ao esmalte (medida em Megapascal, Mpa) em superfícies não cortadas dentro do Grupo IV. Um total de 10 amostras foram avaliadas quanto à sua força de adesão. A amostra nº 1 apresentou a maior força de adesão, registando 12,53 Mpa, enquanto a amostra nº 7 apresentou a menor força de adesão, medindo 5,21 Mpa. A força de ligação média para este grupo foi determinada em 8,65 Mpa.

A Tabela 12 ilustra as pontuações de microinfiltração para as amostras do Grupo V e do Grupo VI. A cada amostra foi atribuída uma pontuação com base na extensão da microinfiltração observada. No Grupo V, as amostras n.ºs 1, 2, 5, 6, 9 e 10 receberam uma pontuação de 1, indicando uma microinfiltração mínima. Em contrapartida, a amostra n.º 3 não apresentou qualquer microvazamento e recebeu uma pontuação de 0, enquanto as amostras n.ºs 4, 7 e 8 apresentaram um maior microvazamento, recebendo uma pontuação de 2. Para o Grupo VI, as amostras n.ºs 1, 3, 5, 6, 8, 9 e 10 receberam uma pontuação de 1, significando um microvazamento mínimo. A amostra n.º 4 apresentou um grau mais elevado de microvazamento, correspondendo a uma pontuação de 2. Notavelmente, as amostras n.º 2 e 7 não demonstraram qualquer microvazamento, obtendo cada uma delas uma pontuação de 0.

A Tabela 13 apresenta a distribuição das pontuações juntamente com as pontuações de microinfiltração correspondentes para o Grupo V e o Grupo VI. Cada grupo era composto por 10 amostras. No Grupo V, uma amostra recebeu uma pontuação de microinfiltração de 0, seis amostras obtiveram uma pontuação de 1 e três amostras receberam uma pontuação de 2. Não houve amostras com uma pontuação de 3. A pontuação média de microinfiltração para o Grupo V foi de 1,2, com um desvio padrão (DP) de 0,632. Da mesma forma, no Grupo VI, duas amostras apresentaram uma pontuação de microinfiltração de 0, sete amostras receberam uma pontuação de 1 e uma amostra recebeu uma pontuação de 2. Não houve amostras com uma pontuação de 3. A pontuação média de microinfiltração para o Grupo VI foi determinada como sendo 0,9, com um desvio padrão (DP) de 0,567. O valor de P associado, que denota a significância estatística, foi calculado como sendo 0,279.

Table 5: Descriptive statistics of Enamel Bond Strength (Mpa)					
Group	**N**	**Mean**	**SD**	**Range**	**95% CI**
Group I	10	5.07	0.821	3.96-6.19	4.48-5.65
Group II	10	24.91	5.213	16.73-34.79	21.18-28.64
Group III	10	3.59	1.436	1.27-5.73	2.56-4.62
Group IV	10	8.65	2.324	5.21-12.53	6.99-10.31

F-value=108.84; P-value<0.001 (Highly Significant); P-value by One Way ANOVA

Table 6: Comparison on the basis of Enamel Bond Strength between Group I and Group III						
Group	**N**	**Mean**	**SD**	**Mean Difference**	**t-value**	**P-value**
Group I	10	5.07	0.821	1.48	2.83	0.012*
Group III	10	3.59	1.436			

***Statistically Significant Difference (P-value<0.05); P-value by Student's Independent t-test**

Table 7: Comparison on the basis of Enamel Bond Strength between Group II and Group IV						
Group	**N**	**Mean**	**SD**	**Mean Difference**	**t-value**	**P-value**
Group II	10	24.91	5.213	16.26	9.01	<0.001*
Group IV	10	8.65	2.324			

***Statistically Significant Difference (P-value<0.05); P-value by Student's Independent t-test**

Table 8: Enamel Bond Strength (Mpa) of single bond on uncut surfaces		
Sample No.	**Group I**	
	Bond Strength (Mpa)	**Mean**
1	5.73	5.07
2	4.91	
3	3.96	
4	5.73	
5	4.27	
6	4.18	
7	5.65	
8	4.37	
9	6.19	
10	5.72	

Table 9: Enamel Bond Strength (Mpa) of single bond on uncut surfaces		
Sample No.	Group II	
	Bond Strength (Mpa)	Mean
1	21.16	24.91
2	23.01	
3	29.02	
4	30.71	
5	22.54	
6	24.46	
7	34.79	
8	16.73	
9	24.07	
10	22.61	

Table 10: Enamel Bond Strength (Mpa) of single bond on uncut surfaces		
Sample No.	Group III	
	Bond Strength (Mpa)	Mean
1	4.75	3.59
2	2.97	
3	4.42	
4	5.73	
5	4.39	
6	3.45	
7	2.23	
8	2.02	
9	4.69	
10	1.27	

Table 11: Enamel Bond Strength (Mpa) of single bond on uncut surfaces		
Sample No.	Group IV	
	Bond Strength (Mpa)	Mean
1	12.53	8.65
2	11.78	
3	9.63	
4	6.91	
5	9.08	
6	9.63	
7	5.21	
8	6.47	
9	7.63	
10	7.65	

Table 12: Microleakage Scores		
Sample No.	Group V	Group VI
1	1	1
2	1	0
3	0	1
4	2	2
5	1	1
6	1	1
7	2	0
8	2	1
9	1	1
10	1	1

Table 13: Distribution of scores with corresponding microleakage scores								
Group	**N**	**Microleakage Scores**				**Mean**	**SD**	**P-value**
		0	**1**	**2**	**3**			
Group V	10	1	6	3	-	1.2	0.632	0.279
Group VI	10	2	7	1	-	0.9	0.567	

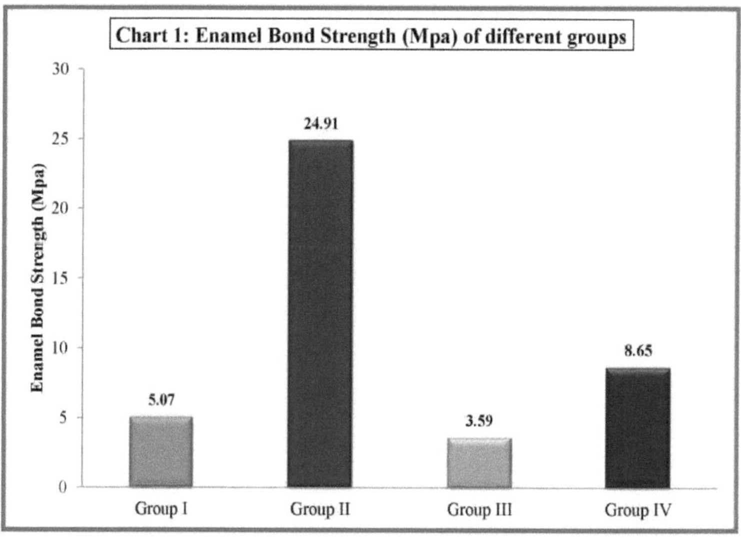

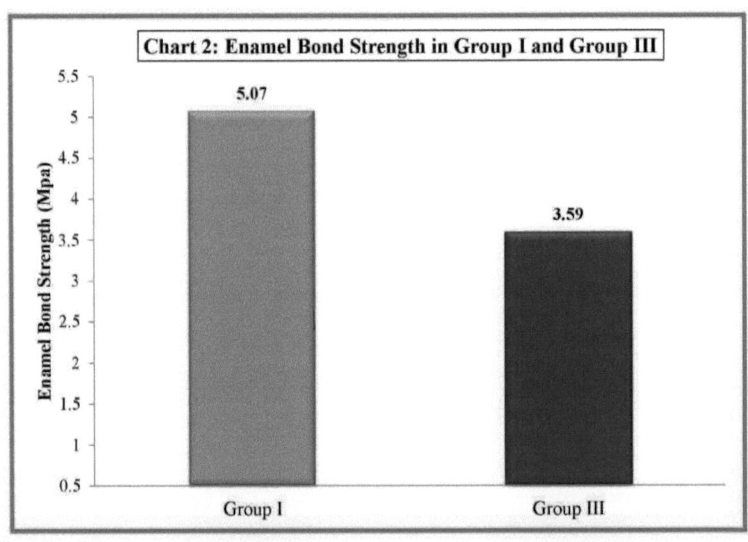
Chart 2: Enamel Bond Strength in Group I and Group III
Enamel Bond Strength (Mpa)
5.5
5
4.5
4
3.5
3
2.5
2
1.5
1
0.5
5.07
3.59
Group I
Group III

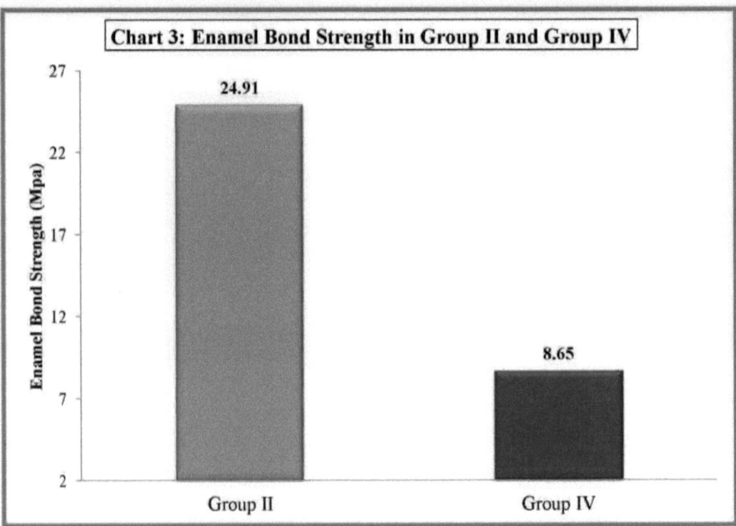
Chart 3: Enamel Bond Strength in Group II and Group IV
Enamel Bond Strength (Mpa)
27
22
17
12
7
2
24.91
8.65
Group II
Group IV

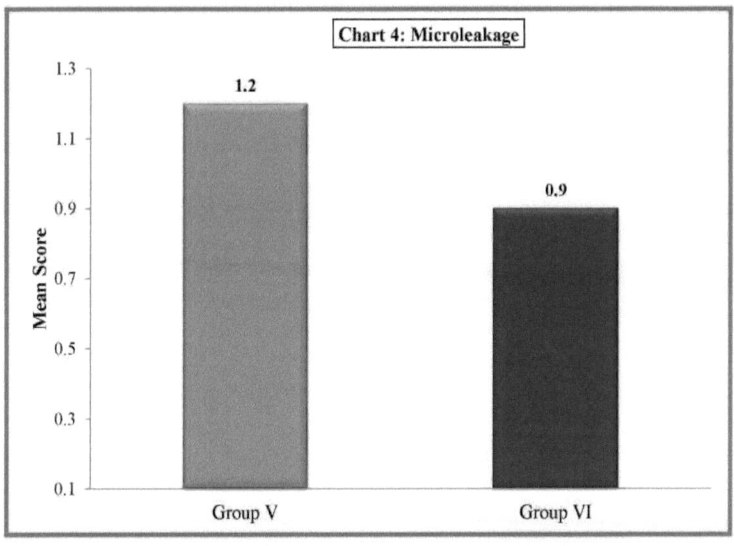
Chart 4: Microleakage
Mean Score
1.3
1.1
0.9
0.7
0.5
0.3
0.1
1.2
0.9
Group V
Group VI

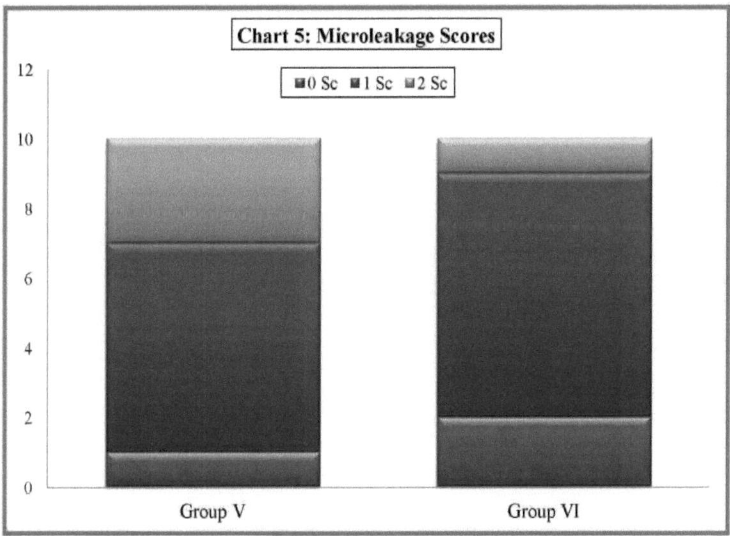
Chart 5: Microleakage Scores
0 Sc
1 Sc
2 Sc
12
10
8
6
4
2
0
Group V
Group VI

Discussão

A procura cada vez maior de adesivos dentários e a sua utilização generalizada desencadearam uma procura fervorosa de melhoria contínua, resultando na rápida sucessão de materiais adesivos dentários cada vez mais avançados e fáceis de utilizar. Este fluxo incessante de inovação inundou os dentistas com o que pode ser apropriadamente designado por "gerações" de produtos adesivos. Embora a classificação destes materiais adesivos em "gerações" careça de uma base científica rígida e seja, em grande parte, arbitrária, serve um objetivo pragmático, facilitando a organização destes diversos materiais em categorias mais compreensíveis e fáceis de gerir. Estas categorizações baseadas em definições "geracionais" revelam-se inestimáveis em vários aspectos. Em primeiro lugar, ajudam na identificação e diferenciação dos produtos químicos subjacentes empregues no desenvolvimento de cada geração de adesivos. Em segundo lugar, oferecem informações sobre a força de ligação do adesivo à dentina, um fator essencial para determinar a sua eficácia clínica. Por último, estas classificações fornecem orientações essenciais aos médicos dentistas relativamente à facilidade de aplicação e utilização de cada geração de adesivo na sua prática clínica. À medida que o campo dos adesivos dentários continua a evoluir e surgem novos avanços, estas distinções "geracionais" desempenham um papel fundamental na orientação dos profissionais de medicina dentária para a seleção ideal de adesivos, melhorando a qualidade dos cuidados dentários prestados e promovendo a satisfação geral do paciente.[6] A presente investigação constitui uma investigação escrupulosa e profunda dos aspectos comparativos da resistência de união ao esmalte e da microinfiltração atribuídas aos agentes de união de 5ª e 7ª geração, com um enfoque específico nas superfícies de esmalte cortadas e não cortadas. O objetivo principal deste estudo é avaliar estes sistemas adesivos com base em dois parâmetros fundamentais: a resistência de união à tração medida com uma máquina de testes universal e a extensão da microinfiltração.

A seleção do iBond como ponto focal decorre do facto de ser descrito pelo fabricante como um sistema de frasco tudo-em-um sem paralelo, que integra perfeitamente o condicionamento ácido, a aplicação de primário e a colagem num único passo, promovendo assim a facilidade de utilização e uma utilização óptima do tempo. No entanto, reconhecendo a importância de dados abrangentes, esta investigação esforça-se por melhorar a nossa compreensão da força de adesão do iBond e da sua capacidade de resistir à microinfiltração, especialmente quando justaposta à abordagem bem estabelecida de "condicionamento e enxaguamento" empregue pelos agentes de adesão de 5ª geração. Estes agentes bem estabelecidos demonstraram uma aplicação bem sucedida durante um período de tempo considerável, estabelecendo-se assim como a referência contra a qual os sistemas mais recentes devem ser judiciosamente comparados.

Tendo em conta as afirmações do fabricante relativamente às diversas aplicações dos materiais adesivos e o reconhecimento de que nem todas as margens das restaurações são submetidas a biselamento como prática padrão, torna-se imperativo investigar minuciosamente as capacidades dos materiais adesivos auto-condicionantes emergentes para formar ligações efectivas com superfícies de esmalte biseladas e não biseladas. Como resultado, o estudo engloba meticulosamente grupos experimentais discretos, especificamente direcionados para a avaliação do desempenho da adesão em superfícies de esmalte preparadas (cortadas) e não preparadas (não cortadas). Esta abordagem assegura um escrutínio abrangente e uma avaliação robusta do potencial do novo adesivo em vários cenários clínicos.[32]

A razão subjacente à avaliação escrupulosa da força de adesão deriva da compreensão profunda de que uma maior capacidade de adesão real de um adesivo gera uma maior resistência às tensões aplicadas, aumentando assim significativamente a longevidade in vivo da restauração dentária. Esta avaliação meticulosa é motivada pelo imperativo de verificar a capacidade do adesivo para suportar o ambiente oral dinâmico, onde tem de resistir a uma miríade de desafios mecânicos e químicos ao longo do tempo. A importância primordial de uma força de adesão robusta reside na sua correlação direta com a integridade estrutural do material de restauração, uma vez que uma ligação mais forte protege contra potenciais descolagens, microinfiltrações e falhas, contribuindo, em última análise, para o sucesso e durabilidade globais da restauração. Como tal, uma compreensão aprofundada das complexidades e variações das avaliações da resistência de união torna-se indispensável na procura de resultados clínicos óptimos e na preservação da saúde oral do paciente e da sua satisfação. O teste de resistência de união é um processo rápido e direto que não necessita de equipamento especializado.[29]

A microinfiltração, com as suas consequentes repercussões, como a descoloração marginal, cáries secundárias e sensibilidade pós-operatória, continua a ser um fator clinicamente prevalente que leva à substituição ou reparação de restaurações adesivas.[29] Por isso, foi astutamente considerada como a opção prudente e perspicaz para uma análise comparativa. A avaliação da microinfiltração, realizada por meio da penetração de corante medida em secções de dentes restaurados, é a técnica predominante e amplamente aceite para avaliar a magnitude da microinfiltração na intrincada interface dente-restauração. Assim, a extensão da microinfiltração foi medida de forma escrupulosa e meticulosa através da aplicação meticulosa da metodologia de penetração do corante, que se encontra bem documentada na literatura científica. Esta abordagem permite uma visão abrangente e fiável da potencial fuga e eficácia de selamento dos materiais de restauração utilizados no contexto dentário[42,43].

No presente estudo, os valores médios de resistência de união obtidos para o Grupo I e o Grupo III foram de 5,07 ± 0,82 MPa e 3,59 ± 1,43 MPa, respetivamente. A comparação estatística destes dois grupos produziu um valor P de 0,03, que é inferior ao nível de significância escolhido de 0,05. Este resultado indica uma disparidade significativa entre as forças de ligação dos dois grupos . Estes resultados sugerem essencialmente que o SingleBond demonstra uma maior eficiência em termos de desempenho adesivo superior quando aplicado em superfícies de esmalte não cortadas, em comparação com o iBond. Os resultados do nosso estudo alinham-se com trabalhos académicos anteriores que indicaram igualmente a ineficácia comparativa dos adesivos autocondicionantes em superfícies de esmalte intactas, quando comparados com o desempenho superior dos adesivos "etch and rinse". Estes resultados consistentes foram corroborados por outros investigadores.[20, 32, 44,45] Os dados destes estudos reforçam coletivamente a noção de que as colas 'etch and rinse' tendem a exibir caraterísticas de ligação mais favoráveis em superfícies de esmalte intactas em comparação com as colas autocondicionantes. Tal como documentado nas nossas descobertas anteriores, também verificámos que a penetração e difusão profundas do agente de ligação na superfície desmineralizada do esmalte assumem um papel crucial e indispensável na obtenção de uma adesão triunfante e duradoura ao substrato de esmalte. Este processo crítico envolve a infiltração meticulosa do material adesivo nas microestruturas e porosidades intrincadas geradas devido à desmineralização da matriz do esmalte, promovendo assim uma interface robusta e íntima entre o agente de ligação e o tecido do esmalte. Este intrincado entrelaçamento a nível molecular assegura forças intermoleculares melhoradas e ligação interfacial, culminando numa adesão altamente eficaz e firme que pode suportar os desafios colocados pelo ambiente oral e os procedimentos de restauração dentária a longo prazo. Assim, é imperativo reconhecer e enfatizar a importância fundamental dos mecanismos de penetração e difusão na procura de uma adesão bem sucedida do esmalte, uma vez que estes factores influenciam profundamente a qualidade final e a longevidade das restaurações dentárias.[46] Esta descoberta está em consonância com a literatura académica existente que acentua a importância primordial da capacidade do agente de ligação para permear os interstícios entre os cristalitos e as hastes do esmalte durante o condicionamento com ácido fosfórico nas superfícies do esmalte. É de salientar que este fenómeno ultra-estrutural contribuiu significativamente para os valores notavelmente elevados de resistência de união observados com a aplicação do adesivo "SingleBond". No entanto, as nossas observações revelaram que a força adesiva do "iBond" em superfícies de esmalte intactas apresentou um desempenho comparativamente inferior.

Esta divergência pode ser atribuída ao padrão de condicionamento distinto obtido com os adesivos auto-condicionantes, que, no caso do "iBond", não foi tão distinto devido ao nível de pH relativamente subóptimo do primário. É essencial reconhecer que o esmalte intacto apresenta desafios para os adesivos auto-condicionantes, uma vez que é hipermineralizado e pode conter um maior teor de flúor quando comparado com o esmalte instrumentado. Além disso, após a erupção, ocorrem alterações na camada mais externa do esmalte e pode estar presente uma camada de esmalte sem prisma, impedindo ainda mais a penetração completa dos adesivos autocondicionantes. Vale a pena aprofundar as complexidades apresentadas pelo esmalte intacto no contexto das colas autocondicionantes, uma vez que a compreensão destas complexidades pode abrir caminho a melhorias específicas nas formulações das colas para otimizar a eficácia e a durabilidade da adesão. Futuros esforços de investigação poderão explorar novas abordagens para melhorar a adaptabilidade dos adesivos autocondicionantes ao esmalte intacto, revolucionando potencialmente as práticas da medicina dentária adesiva e contribuindo para o avanço dos procedimentos de restauração. [15] Estes conhecimentos enfatizam a importância de considerar cuidadosamente a condição da superfície do esmalte e compreender as caraterísticas distintivas dos diferentes sistemas adesivos para alcançar resultados óptimos de adesão em aplicações dentárias. Os resultados deste estudo fornecem informações valiosas para os médicos dentistas tomarem decisões informadas ao seleccionarem agentes adesivos para adesão ao esmalte, considerando factores como o estado do esmalte, padrões de condicionamento e requisitos gerais de resistência de união.

No contexto das superfícies de esmalte cortadas, a aplicação do SingleBond produziu valores de resistência de união notáveis, com uma média de 24,91±5,21 MPa, enquanto a aplicação do iBond resultou em valores de resistência de união relativamente mais baixos, com uma média de 8,65±2,32 MPa. Esta discrepância observada entre os grupos foi considerada altamente significativa, com um valor de P inferior a 0,01. Os resultados desta investigação manifestam um desvio significativo das conclusões tiradas num estudo anterior realizado por Perdigão J et al. O referido estudo relatou uma semelhança na penetração do tag de resina entre o esmalte rugoso tratado com adesivos autocondicionantes e o esmalte sujeito a condicionamento com ácido fosfórico. Vale a pena notar que os nossos resultados actuais apresentam um desvio notável desta observação, oferecendo provas substanciais de resultados distintos na infiltração do marcador de resina no substrato do esmalte. Estas discrepâncias sublinham a complexidade e os meandros envolvidos nas interações dos sistemas adesivos com os substratos dentários e merecem uma investigação mais aprofundada para uma compreensão abrangente dos mecanismos subjacentes que regem estes fenómenos. No entanto, outros estudos observaram que os adesivos autocondicionantes exibem padrões de condicionamento menos bem definidos em superfícies de esmalte rugosas, mas atingem valores de resistência de união semelhantes aos dos adesivos de condicionamento total.[21,22] As razões potenciais por trás da resistência de união relativamente baixa observada no nosso estudo podem ser atribuídas às diferenças de pH entre o ácido fosfórico (gel de condicionamento Scotch Bond) utilizado em conjunto com o SingleBond (pH 0,6) e o primer ácido no iBond (pH 1,6). Adicionalmente, a ausência de um padrão de condicionamento bem definido no iBond pode contribuir para os valores observados de resistência de união mais baixos.[29,31] É de salientar que estes resultados justificam uma investigação mais aprofundada para elucidar os mecanismos subjacentes responsáveis pelas diferenças observadas na resistência de união entre os dois sistemas adesivos. Estes conhecimentos podem potencialmente orientar melhorias nas formulações adesivas e técnicas de aplicação, melhorando em última análise o seu desempenho clínico e eficácia.

Os resultados do estudo revelaram que tanto o iBond como o SingleBond apresentaram medidas de resistência de união elevadas quando aplicados em superfícies de esmalte polidas. Esta observação implica que o processo de preparação do esmalte pode exercer uma influência notável na promoção de uma melhor ligação adesiva à estrutura dentária. Os resultados realçam ainda mais a importância de um tratamento meticuloso do esmalte na promoção de uma adesão robusta e duradoura entre os materiais dentários e o substrato dentário. Em particular, o SingleBond utiliza uma composição à base de etanol/água, enquanto o iBond adopta uma formulação à base de acetona/água. A acetona, com a sua pressão de vapor comparativamente mais elevada, acelera a evaporação do solvente, o que tem sido observado como resultado de uma maior viscosidade quando foram examinadas soluções com depleção de acetona.[47,10] Este aumento da viscosidade, associado a uma concentração reduzida de solvente, pode influenciar a capacidade de infiltração dos monómeros de resina no substrato. Adicionalmente, a utilização frequente a temperaturas elevadas pode acelerar o processo de evaporação do solvente, contribuindo potencialmente para os valores mais baixos de resistência de união observados com o iBond em esmalte polido. É essencial realçar que os valores de resistência de união obtidos com o iBond e o SingleBond no nosso estudo foram relativamente mais baixos do que os relatados noutros estudos.[11] Esta discrepância pode ser atribuída ao diâmetro de 3mm da área de secção transversal utilizada nas nossas experiências. Investigações anteriores postularam uma correlação negativa entre a resistência de união das interfaces resina-esmalte e a área da secção transversal de união, com um efeito mais pronunciado observado quando se trata de áreas de superfície de união inferiores a 2 milímetros quadrados. Este fenómeno pode ser atribuído à diminuição do número de regiões de aumento de tensão interfacial à medida que os espécimes são reduzidos em tamanho. Consequentemente, a redução destes elementos de aumento de tensão pode desempenhar um papel significativo na relação inversa observada.

No contexto deste estudo, a microinfiltração foi precisamente definida como a permeação inconspícua de bactérias, fluidos, moléculas ou iões através da interface entre a parede da cavidade e o material de restauração aplicado.[28] É bem reconhecido que todos os materiais compósitos exibem inerentemente tendências de retração, o que pode resultar na separação do adesivo da parede da cavidade, criando potencialmente lacunas. Apesar dos avanços significativos na tecnologia adesiva, os adesivos contemporâneos ainda enfrentam desafios na obtenção de uma selagem completa nas margens da restauração, levando a preocupações persistentes relativamente à microinfiltração a longo prazo. O principal objetivo desta investigação foi comparar a extensão da microinfiltração observada na interface entre o esmalte e a restauração em grupos tratados com iBond e SingleBond. A análise estatística subsequente não revelou qualquer diferença significativa em termos de microinfiltração entre os dois grupos ($P>0,05$). Este achado particular é de particular importância, pois enfatiza que a magnitude das forças de ligação não deve ser considerada indiscriminadamente como um preditor preciso das capacidades de selamento dos sistemas adesivos.[38] Estudos anteriores destacaram a importância da resistência de ligação ao cisalhamento, sugerindo um limiar crítico de aproximadamente 17-21 MPa para suportar as tensões induzidas pela contração de polimerização do material compósito.[38,49,50] No entanto, é crucial reconhecer que o presente estudo utilizou a resistência de ligação à tração como o parâmetro escolhido para avaliação. Como tal, os valores mínimos de resistência ao cisalhamento previamente sugeridos para contrariar a contração da polimerização e mitigar a microinfiltração podem não ser diretamente aplicáveis no contexto desta investigação específica. Por conseguinte, estes resultados abrem caminhos para uma maior exploração e realçam a necessidade de uma compreensão abrangente da interação entre as caraterísticas do adesivo, a resistência de união e a prevenção da microinfiltração para otimizar os resultados da restauração na prática dentária.

Conclusão

Os resultados desta investigação rigorosa revelaram uma visão convincente sobre o desempenho comparativo dos sistemas adesivos SingleBond e iBond. Notavelmente, a análise da resistência de união à tração favoreceu claramente o SingleBond, apresentando valores de resistência de união significativamente mais elevados em ambas as superfícies de esmalte cortadas e não cortadas, em comparação com o iBond. Esta descoberta sublinha a capacidade de adesão robusta do SingleBond, destacando o seu potencial como uma escolha formidável em aplicações dentárias de restauração. No entanto, o estudo da microinfiltração, embora informativo, não produziu um resultado decisivo na diferenciação entre os grupos tratados com SingleBond e iBond. A ausência de diferenças significativas na ocorrência de microinfiltração implica que ambos os sistemas adesivos podem partilhar propriedades de selamento comparáveis na interface esmalte-restauração. No entanto, a inconclusividade deste aspeto justifica uma maior exploração, necessitando de estudos mais abrangentes que incluam diversas condições de teste. Para verificar a verdadeira eficiência e versatilidade do iBond, é essencial submetê-lo a uma série de cenários de testes rigorosos, tendo em conta várias condições e parâmetros clínicos. Estas investigações futuras ajudarão a aperfeiçoar a nossa compreensão do desempenho do iBond em diferentes contextos, optimizando assim a sua utilidade na prática clínica. Essencialmente, este estudo serve como um trampolim na busca contínua da excelência dos adesivos dentários. A superioridade do SingleBond em termos de resistência de união à tração merece ser considerada para aplicações específicas, enquanto que o potencial do iBond aguarda ser elucidado através de uma avaliação extensiva. À medida que continuamos a desvendar as nuances destes sistemas adesivos, a comunidade dentária está preparada para melhorar os resultados das restaurações e prestar melhores cuidados aos doentes.

Resumo

Em suma, a procura de uma adesão fiável e esteticamente satisfatória da resina composta aos substratos dentários continua a ser um objetivo essencial da profissão dentária. No entanto, as elevadas taxas de insucesso das restaurações de compósito, atribuídas principalmente a um isolamento inadequado e subsequente aumento da fuga marginal, sublinham a necessidade de melhorar as técnicas de adesão.

- Dado o rápido desenvolvimento de novos adesivos para dentina/esmalte, a realização de avaliações clínicas exaustivas de todos os materiais torna-se impraticável. Consequentemente, os testes laboratoriais têm sido fundamentais para selecionar e avaliar as capacidades de adesão de novos adesivos ao esmalte e à dentina.
- Este estudo in vivo centrou-se na avaliação da eficácia do iBond, um adesivo de 7ª geração, quando comparado com o SingleBond, um adesivo de 5ª geração, em superfícies de esmalte intactas e polidas. Os critérios de avaliação abrangeram os testes de resistência de união à tração e de microinfiltração, indicadores vitais do desempenho do adesivo.
- A recolha de um conjunto de 60 molares mandibulares extraídos, cuidadosamente divididos em 6 grupos, permitiu a investigação das capacidades dos dois adesivos em diferentes cenários. Quatro grupos

foram afectados ao teste de resistência de união à tração, enquanto dois grupos foram dedicados ao estudo da microinfiltração .

- Através da preparação meticulosa de matrizes metálicas com aberturas cónicas, as falhas coesivas dos compósitos foram eficazmente evitadas, assegurando que a falha adesiva ocorria na junção da superfície adesiva com o dente, aumentando assim a precisão e a fiabilidade do estudo.
- Com todas as superfícies coladas confinadas a áreas vestibulares, os grupos experimentais foram cuidadosamente categorizados com base no sistema adesivo utilizado, ou seja, SingleBond no Grupo I e III, e iBond no Grupo III e IV, juntamente com o compósito Filtek Z 250. O cumprimento rigoroso das instruções do fabricante durante todos os procedimentos assegurou a consistência e a exatidão ao longo do estudo.
- Após uma imersão prolongada em água destilada a 37°C, acompanhada de uma termociclagem rigorosa, os espécimes foram submetidos a uma avaliação meticulosa da resistência de união à tração, utilizando uma máquina de testes universal de última geração. Os resultados desta avaliação rigorosa revelaram uma disparidade convincente e estatisticamente significativa entre o desempenho do

SingleBond e do iBond quando aplicado em superfícies de esmalte cortadas e não cortadas, estabelecendo inequivocamente a superioridade pronunciada do SingleBond na obtenção de uma adesão robusta e fiável a ambos os tipos de esmalte.

> O estudo de microinfiltração, envolvendo cavidades de Classe V preparadas em dois grupos separados, tratadas com SingleBond e iBond antes da restauração de compósito Filtek Z 250, produziu resultados intrigantes. Curiosamente, não foi observada qualquer diferença significativa entre os dois grupos, o que sugere um desempenho comparável em termos de prevenção da microinfiltração.

Este estudo acrescenta um valor substancial ao conjunto de conhecimentos existentes sobre os sistemas adesivos e a sua eficácia nas superfícies de esmalte. Os resultados realçam a superioridade do SingleBond na adesão às superfícies de esmalte, enquanto que tanto o SingleBond como o iBond demonstram uma eficiência comparável na prevenção da microinfiltração. Estes resultados sublinham a importância de uma seleção informada do adesivo e abrem caminho para mais investigação na procura de resultados óptimos de restauração na medicina dentária moderna.

Referências

1. Buonocore MG. Um método simples para aumentar a adesão de materiais de enchimento acrílicos às superfícies de esmalte. J Dent Res 1955; 34: 849-53.
2. VBuonocore MG, Wileman W e Brudevold F. Um relatório sobre uma composição de resina capaz de se ligar à superfície da dentina humana. J Dent Res 1956; 35: 846-851.
3. Van Meerbeek B, Vargas S, Inoue S, Yoshida Y, Peumans M, Lambrechts P, Vanherle G. Adesivos e cimentos para promover a dentisteria de preservação. Oper Dent 2001a; 6: 119-144.
4. Christensen GC. Colagem à dentina e ao esmalte: qual é a situação em 2005? JADA 2005; 136: 1299-1302.
5. Kugel G, Ferrari M. A ciência da ligação: Da primeira à sexta geração. JADA 2000; 131: 20-25.
6. Freedman G, Leinfelder K. Sistemas adesivos de 7ª geração. Manual prático de medicina dentária da Famdent; 2003; 3(4): 7-10.
7. Hobson RS, McCabe JF. Relação entre as caraterísticas do condicionamento ácido do esmalte e a resistência de união da resina ao esmalte.Br Dent J 2002; 192 (8); 463-468.
8. Shinchi MJ, Soma K, Nakabayashi N. O efeito da concentração de ácido fosfórico no comprimento da etiqueta de resina e na resistência de união

de uma resina fotopolimerizável ao esmalte condicionado por ácido. Dent Mater 2000; 16: 324-329.

9. Van Meerbeek B, Munck JD, Mattar D, Landuyt KV, Lambrechts P. Resistência de união à microtração do adesivo etch and rinse e self-etch ao esmalte e dentina em função do tratamento da superfície. Oper Dent 2003; 28(5): 647-660.

10. Reis AF, Oliveira MT, Giannini M, De Goes MF, Rueggerberg FA. O efeito de solventes orgânicos na resistência de união de um frasco ao esmalte e à dentina. Oper Dent 2003; 28(6): 700-706.

11. Shono Y, Terashita M, Pashley EL, Brewer PD, Pashley DH. Efeitos da área da secção transversal na resistência de união à tração resina-esmalte. Dent Mater 1997; 13: 290-296.

12. Gordan VV, Vargas MA, Cobb DS. Primer ácido em dentina e esmalte: resistência de união e microinfiltração. J Dent Res 1997; 76 Abstr 408: 64.

13. Moszner N, Salz O, Zimmermann. Aspectos químicos dos adesivos autocondicionantes de esmalte-dentina: Uma revisão sistemática. Dent Mater 2005; 21: 895-910.

14. Torii Y, Itou K, Nishitani Y, Yoshiyama M, Ishikawa K, Suzuki K. Efeito do primário autocondicionante contendo ácido N-acriloil-aspártico na adesão ao esmalte. Dent Mater 2003; 19: 253-258.

15. Perdigao J, Gomes G, Duarte Jr S, Lopes MM. Resistência de união ao esmalte de pares de adesivos do mesmo fabricante. Oper dent 2005; 30(4): 492-499.

16. Hannig M, Reinhardt KJ, Bott B. Primário autocondicionante Vs ácido fosfórico: Um conceito alternativo para a colagem de compósito ao esmalte. Oper dent 1999; 24: 172-180.

17. Turkun SL. Avaliação clínica de um sistema adesivo Self-etching e de um sistema adesivo de um frasco em dois anos. J Dent 2003; 31: 527-534.

18. Miyazaki M, Sato M, Onose H. Durabilidade da resistência de união ao esmalte de sistemas de união simplificados. Oper Dent 2000; 25:75-80.

19. Wang H, Shimada Y, Tagami T. Estabilidade de ligação ao cisalhamento dos actuais sistemas adesivos ao esmalte. Oper Dent 2004; 29(2): 168-175.

20. Kanemura N, Sano H, Tagami J. Resistência de ligação à tração e avaliação SEM de superfícies de esmalte esmeriladas e intactas. J Dent 1999; 27(7):523-530.

21. Perdigao J, Lopes MM, Lambrechts P, Leitao J, Van Meerbeek B, Vanharle G. Resistência de ligação do esmalte e avaliação SEM de um primário Selfetching. J Dent Res 1997; Abstr 2408: 314

22. Shimada Y, Senawongse P, Harnirattisai MF, Nakaoki BY, Tagami J.

Resistência de união de dois sistemas adesivos ao esmalte primário e permanente. Oper Dent 2002; 27: 403-409.

23. Shimada Y, Tagami J. Efeitos do esmalte regional e da orientação do prisma na colagem de resina. Oper Dent 2003; 28: 20-27.

24. Atash R, Abbeele AVD. Resistência de união de oito adesivos contemporâneos ao esmalte e à dentina: um estudo in vitro em dentes decíduos bovinos. Int J Paed Dent 2005; 15: 264-273.

25. Feigal RJ, Quelhas I. Ensaio clínico de um adesivo autocondicionante para aplicação de selantes: sucesso aos 24 meses com o Prompt L-Pop. Am J Dent 2003; 16:249-251.

26. Miyazaki M, Iwasaki K, Onose H. Adesão de sistemas de colagem de aplicação única ao esmalte e dentina bovinos. Oper dent 2002; 27: 8894.

27. Shimada Y, Iwamoto N, Kawashima M, Burrow MF, Tagami J. Resistência ao cisalhamento dos actuais sistemas adesivos ao esmalte, dentina e região da junção dentina-esmalte. Oper Dent 2003; 28(5): 585-590.

28. Tay FR, Pashley DH, King NM, Carvalho RM, Tsai J, Lai SCN, Marquezini Jr L. Agressividade de adesivos autocondicionantes em esmalte não polido. Oper Dent 2004; 29(3): 309-316.

29. Van Meerbeek B, Munck JD, Yoshida Y, Inoue S, Vargas M, Vijay P et al. Adesão ao esmalte e à dentina: situação atual e desafios futuros. Oper

Dent 2003; 28(3): 215-235.

30. Bishara SE, Gordon VV, Vonwold L, Olson ME. Efeitos de um primer ácido na resistência de união ao cisalhamento de braquetes ortodônticos. Am J Orthod Dentofacial Orthop 1998; 114(3): 243-247.

31. Lopes GC, Marson FC, Vieira L, De Andreda M, Baratieri LN. Resistência de união de compósito ao esmalte com primers autocondicionantes. Oper Dent 2004; 29(4): 424-429.

32. Perdigão J, Geraldeli S. Caraterísticas de adesão de adesivos autocondicionantes ao esmalte intacto e ao esmalte preparado. J Esthet Restor Dent 2003; 15: 32-42.

33. Brackett WW, Ito S, Tay FR, Haisch LD, Pashley DH. Resistência de união microtensiva à dentina de resinas auto-condicionantes: Efeito de uma camada hidrofóbica. Oper Dent 2005; 30: 733-738.

34. Perdigao J, Fundingsland JW, Duarte Jr S, Lopes M. Microtensile adhesion of sealants to intact enamel. Int J Paed Dent 2005; 15: 342348.

35. King NM, Tay Fr, Pashley DH, Hashimoto M, Ito S, Brackett WW et al. Conversão de adesivos autocondicionantes de um passo para dois passos para uma maior eficácia e aplicação alargada. Am j Dent 2005; 18: 126-134.

36. Tay FR, Pashley DH. Water treeing - Um mecanismo potencial para a degradação de adesivos dentários. Am J Dent 2003; 16(1): 6-12.

37. Cardoso PC, Placido E, Francci Perdigao J. Microinfiltração de restaurações de resina composta de classe V utilizando cinco sistemas adesivos simplificados. Am J Dent 1999; 19(2): 292-294.
38. Chan KC, Swift EJ. Selagem marginal de agentes de ligação dentária de nova geração. J Prosthet Dent 1994; 72(4): 420-423.
39. Van Meerbeek B, Peuman M, Gladys S, Braem M, Lambrechts P, Vanharle G. Eficácia clínica de três anos de quatro sistemas adesivos dentinários de condicionamento total em lesões cervicais. Quintessence Int 1996; 27: 775784.
40. Reeves GW, Fitchie JG, Hembree JH Jr, Puckett AD. Microinfiltração de novos sistemas de ligação à dentina utilizando dentes humanos e bovinos. Oper Dent 1995; 20: 230-235.
41. Atash R, Abbeele AVD. Capacidade de selamento de sistemas adesivos de nova geração em dentes decíduos: Um estudo in vitro. Pediatr dent 2004; 26: 322328.
42. Taylor MJ, Lynch E. Microleakage. J Dent 1992; 20: 3-10.
43. Alani AH, Toh CG. Deteção de microinfiltração em torno de restaurações dentárias: Uma revisão. Oper Dent 1997; 22: 173-185.
44. Kerby RE, Knobloch LA. Resistência de ligação à microtensão de sistemas adesivos de um passo e autocondicionantes. Oper Dent 2005; 30(2): 195-200.

45. Pashley DH, Tay FR. Agressividade dos adesivos autocondicionantes contemporâneos - Parte II. Efeitos no esmalte não polido. Dent Mater 2001; 17: 430-440.

46. Brannstrom M, Nordenvall KJ. O efeito do condicionamento ácido no esmalte, dentina e superfície interna da restauração de resina: Uma investigação ao microscópio eletrónico de varrimento. J Dent Res 1977; 56: 917-923.

47. Gallo TR, Burgess JO, Xu, Effect of delayed application on shear bond strength of four fifth generation bonding systems (Efeito da aplicação retardada na resistência de união ao cisalhamento de quatro sistemas de união de quinta geração). Oper Dent 2001; 26(1): 48-51.

48. Kidd EAM. Microleakage: Uma revisão. J Dent 1976; 4(5): 199-206.

49. Fortin D, Perdigao J, Swift EJ. Selamento marginal de três novos adesivos dentários. Am J Dent 1994; 7: 315-318.

50. Burke FJT, McCaughey AD. As quatro gerações de colagem de dentina. Am J Dent 1995; 8: 88-92.

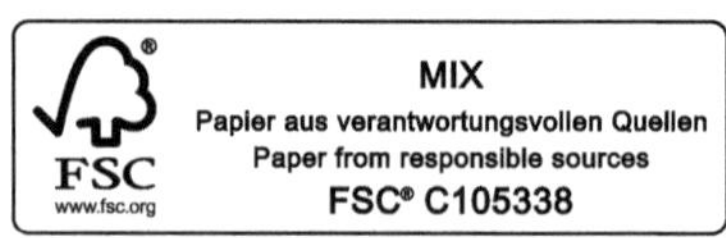

Printed by Books on Demand GmbH, Norderstedt / Germany